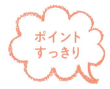

人工呼吸ケア

著 磨田裕

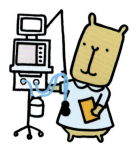

照林社

著者紹介 ....

磨田　裕（うすだ　ゆたか）

横須賀共済病院集中治療科
埼玉医科大学国際医療センター客員教授

1976年、横浜市立大学医学部卒業。1987年、横浜市立大学医学部麻酔科講師。1991年、横浜市立大学医学部附属病院集中治療部講師。2005年、横浜市立大学附属病院集中治療部准教授。2007年、埼玉医科大学国際医療センター集中治療科部長、麻酔科教授。2017年より、横須賀共済病院集中治療科。埼玉医科大学国際医療センター客員教授。

まえがき

　新人ナースの皆さんにも理解しやすいように企画した前著『早わかり人工呼吸ケア・ノート』(照林社, 2008年刊)が上梓されてから、およそ8年が経過しました。この前著は大変好評で、初心者の方を中心とした多くの皆さんに支えられてきました。韓国語に翻訳されて韓国でも出版されたくらいです。

　しかし、8年の間に、人工呼吸管理に関する環境もだいぶ変化してきました。新しい人工呼吸器が発表されただけでなく、新しい知見や技術の発展などもありました。そこで、このたび、思い切って全面的に内容を見直し、改訂することになりました。

　改訂にあたっては、いくつかの換気モードに関すること、そして、増えてきたNPPVの管理・ケアについて追加するとともに、呼吸管理で参考になる学会ガイドラインの要点などにも触れているため、内容は前著より豊富になりました。しかし、前著と同様に、新人ナースでも理解しやすいような解説、イラストや写真をまじえた構成とするよう、引き継いでいます。

　このように本書は人工呼吸管理のポイントの解説に重点を置きましたので、人工呼吸「超入門書」として利用してください。また、ところどころに知識の整理確認のため「クイズ」「MEMO欄」を入れましたので、あわせて活用してください。

　本書により、人工呼吸ケアに関する皆さんの苦手意識がなくなり、そして患者さんのケアに生かされれば、著者にとってこれ以上望むところはありません。

　最後に本書の制作において、多大なご尽力をいただいた照林社編集部長・有賀洋文氏、編集部・藤井歩氏に深謝いたします。

2016年9月

磨田　裕

ポイントすっきり 人工呼吸ケア

目 次

人工呼吸器編

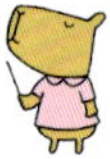

PART 1
人工呼吸器の構造

早わかり 人工呼吸器回路 ····· 2
人工呼吸器本体の名称 ····· 5
人工呼吸器の組み立て方 ····· 8

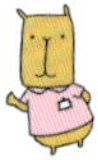

PART 2
苦手な換気様式：これだけは知っておきたい

換気モード理解のための基本知識 ····· 20
モードの意味：代表的な4つの換気モード ····· 22
モード設定の王道 ····· 44
人工呼吸器のグラフィックモニタ ····· 50

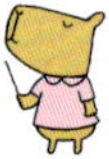

PART 3
人工呼吸管理のツボ

ウィーニング（人工呼吸器離脱） ····· 56
抜管時の手順とケア ····· 60
人工呼吸管理の記録のつけ方 ····· 62
アラーム対応マニュアル ····· 65

PART 4
ナースのための人工呼吸ケアの技術

- 気管挿管に立ち会ったとき ············ 74
- 気管吸引による合併症を防ぐケア ····· 88
- 口腔ケアの効果的な方法 ············· 94
- 鎮静・鎮痛の方法 ···················· 97
- 人工呼吸器関連肺炎(VAP)の予防 ··· 101

NPPV編

PART 5
NPPVの管理とケア

- NPPV装置の構造 ···················· 104
- NPPVのモード ······················· 110
- NPPV管理のツボ ···················· 120

資料

呼吸ケア頻出用語:これだけ知っておけば安心

- これだけは知っておきたい用語 ······· 126
- 換気モードでおさえておきたい用語 ··· 132

索引 ································· 136

装丁:小口翔平+岩永香穂(tobufune)
表紙イラスト:坂木浩子
本文イラスト:村上寛人、とらこ
本文レイアウト・DTP:すずきひろし

本書の特徴

- 本書は、人工呼吸ケアのなかでも、特に"苦手"とされがちな「人工呼吸器の基本的構造」「人工呼吸の考え方」「換気モードの基本」「人工呼吸ケアの技術」について、臨床で最低限知っておきたいことをピックアップして構成したものです。
- 人工気道(気管挿管など)を留置して使用する人工呼吸器、また、ここ最近使用される機会が増えてきたマスクによって陽圧換気を行うNPPVについても掲載しています。
- 本書には、読者の方が書き込めるMEMO欄をなるべく多くとりました。必要な情報を書き込み、オリジナルの「早わかりノート」としてご活用ください。

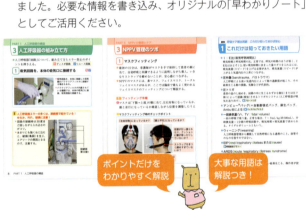

ポイントだけをわかりやすく解説

大事な用語は解説つき!

- 本書で紹介している治療・ケア方法などは、執筆者が臨床例をもとに展開しています。実践により得られた方法を普遍化すべく努力しておりますが、万一本書の記載内容によって不測の事故等が起こった場合、編者、著者、出版社はその責を負いかねますことをご了承ください。なお、本書に掲載した写真は、臨床例をもとに撮り下ろしたものです。
- 本書に記載されている薬剤・機器等の選択・使用方法については、出版時最新のものです。ただし、人工呼吸器は各病院によって使用している種類が非常に多く、また旧来の機器を使用されている場合もありますので、使用等にあたっては取扱い説明書、薬剤においては添付文書を必ずご確認ください。

人工呼吸器編

PART 1
人工呼吸器の構造

1. 早わかり 人工呼吸器回路
2. 人工呼吸器本体の名称
3. 人工呼吸器の組み立て方

PART 1 人工呼吸器の構造

1 早わかり 人工呼吸器回路

- 人工呼吸器回路は、機種によってその形態はさまざまである。ここでは、代表的な構成として、①**加温加湿器**使用（吸気口が**左側**のタイプ、吸気口が**右側**のタイプ）、②**人工鼻**使用、の例を示す。

■加温加湿器使用の場合

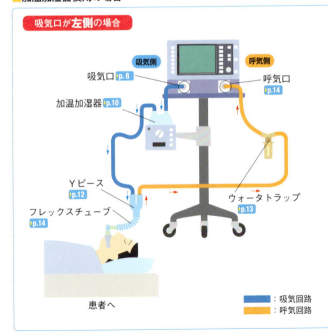

吸気口が**左側**の場合

あなたが使用している機種はどのタイプですか？
この他、コードなどプラスするものがある場合には、この図に直接書き込み、オリジナルノートとしてご利用ください。

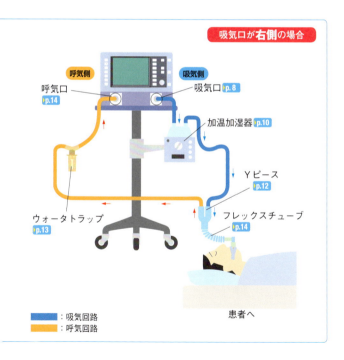

1. 早わかり 人工呼吸器回路

- 人工鼻を使用した場合、加温加湿器やウォータトラップが不要となるため、回路がとてもシンプルになる。
- 使用に際してのメリット、禁忌事項を理解したうえで使用することが大切である（p.15）。

■ **人工鼻使用の場合**

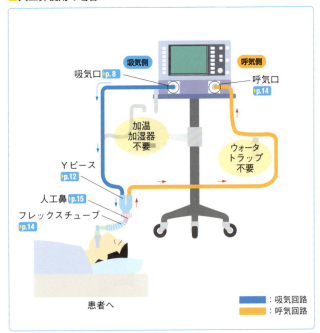

PART 1 人工呼吸器の構造

2 人工呼吸器本体の名称

1 人工呼吸器の基本構造

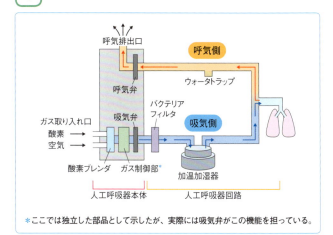

＊ここでは独立した部品として示したが、実際には吸気弁がこの機能を担っている。

■吸気と呼気のしくみ

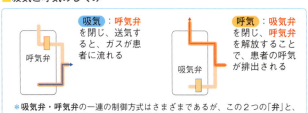

＊ **吸気弁・呼気弁**の一連の制御方式はさまざまであるが、この２つの「弁」と、モニタ機能によりコントロールされている。基本的に吸気は器械にとって「送気」、呼気は器械にとって「呼気弁を解放する」である。

2 各部の名称

1 ガス取り入れ口
- 医療ガス配管端末(アウトレット)と耐圧ホースでつなぎ、酸素と空気を取り込む部分。
- 最近では、室内空気を取り込む機能が内蔵され、アウトレットからの空気を必要としないものもある。

2 酸素ブレンダ
- 酸素と空気を混合し、設定された酸素濃度に調節する部分。

3 ガス制御部
- 濃度が調節されたガスの送気を調節する部分(実際には**吸気弁**がこの機能を担っている)。

4 吸気弁
- 患者が吸気する間には開き、呼気の間には閉じる弁。
- 人工呼吸器管理における吸気は、人工呼吸器から送気されたガスが患者の肺内に入っていくこと。**吸気弁**が開き**呼気弁**が閉じた状態で機械的に送気することで、吸気が行われる。

5 呼気弁
- 患者が呼気する間、開かれる弁。エクスハレーションバルブ(exhalation valve)とも呼ばれる。
- 人工呼吸器管理における呼気は、肺内のガスが大気へ放出されること。**呼気弁**を解放し、**吸気弁**を閉じることで、呼気が行われる。

6 バクテリアフィルタ

- ガス内の塵埃や細菌・異物を除去してガスの汚染を防止するフィルタ。本体の吸気口(送気口)に接続する。器械内にあらかじめ内蔵されている機種もある。
- 呼気口にもバクテリアフィルタを装着する機種もある。この場合は、ここで患者の肺内・気道から排出された菌の除去を目的としている。

―― MEMO ――

PART 1 人工呼吸器の構造

3 人工呼吸器の組み立て方

- 人工呼吸器「回路」について、組み立て方とエラー防止のポイントを押さえる。

ディ ディスポ回路　**リ** リユース回路

1 吸気回路を、本体の吸気口に接続する　ディリ

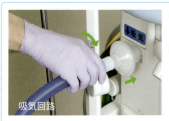

* 吸気回路を、本体に接続した吸気側のバクテリアフィルタに接続する場合もある。
* バクテリアフィルタが内蔵されている機種では、本体の吸気口に直接、吸気回路を接続する。

> ⚠ **人工呼吸器エラーの多くは、接続部で起きている!**
> **ゆるみ、外れ、破損に注意!**
> - 回路の接続時は30度ほど回しながら入れ込むのがコツ。
> - あまりにも強くねじ込むと、破損(亀裂)を生じ、エアリークの原因となるので、注意する。

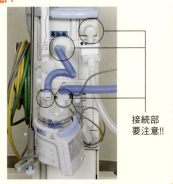

接続部要注意!!

1 誤接続に注意

- 「吸気側」「呼気側」を正しく覚える。機種により「吸気側」「呼気側」の位置・左右が異なるので注意する。
- 吸気側・呼気側の表示は、機種により異なるので注意する（**下表**）。

■ 吸気側（OUT）－呼気側（IN）のいろいろな表示

吸気側（OUT）	呼気側（IN）
● outlet（出口、排出口） ● inspiratory（呼気の、息を吸い込む） ● inhalation（吸入） ● to patient（患者へ） ● to humidifier（加湿器へ）	● inlet（入口、引入れ口） ● expiratory（呼気の、息を吐く） ● exhalation または EXH.（吐き出し） ● from patient（患者から）

2 誤接続の防止のためのポイント

- 吸気側・呼気側を区別しやすい回路が望ましい。チューブ自体が、色分けされた回路を使用する（本書の写真の機種で用いるディスポーザブル回路は、吸気側：青、呼気側：白となっている）。
- マーキングやシールなどで、吸気側・呼気側をわかりやすく区別する。

■ 誤接続防止のポイント

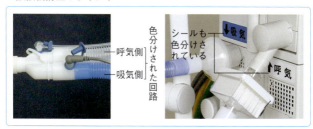

2 加温加湿器を接続する（人工鼻使用時は不要）

- 医療ガスは、低温で乾燥している（湿度0％）。加温加湿器とは、吸気の加温加湿を行うもので、吸気回路に取り付ける。
- 人工呼吸器管理下の患者は、上気道（鼻・口）における生理的な加温加湿機能が妨げられている。このため、吸気を加温・加湿することが必要となる。
- 加温加湿器には、ホースヒータコード（熱線）のあるタイプとないタイプがある。

■ホースヒータコード（熱線）の有無による違い

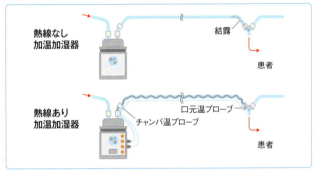

宮尾秀樹, 鈴木俊成, 小高光晴：加温加湿器と人工鼻. もっとも新しい人工呼吸ケア, 暦田裕編, 学研メディカル秀潤社, 東京, 2005：30. より引用

■接続のながれ

①加温加湿チャンバを取り付ける
- 矢印の方向にチャンバをスライドさせて、加温加湿器本体にはめ込む。

②蒸留水をセットする
- 加温加湿チャンバのラインまで滅菌蒸留水を注ぐ。

＊蒸留水の水位を一定に保てるシステムもある。これを用いると、汚染のリスクや水の入れすぎを防止できる。また、水をつぎ足した後の再接続の手間が省けるため、再接続時のトラブル防止につながる。

③チャンバに回路を接続する
- 吸気の「入ってくる側(IN)」と「出る側(OUT)」を正しく接続する。

＊INとOUTの区別がないものもある。

OUT　　IN

④ホースヒータコード(熱線)を接続する
- 吸気を加温する(冷却を防ぐ)。
- ホースヒータ部(★)に専用電源コードを差し、加温加湿器と接続する。

＊ホースヒータコードがあるものは、吸気側のウォータトラップ p.13 は原則的には不要。

⑤温度センサを接続する
- 吸気の温度、湿度を調節する。
- チャンバのOUT側につないだ吸気回路の根元(☆)に温度センサコードを差し、加温加湿器と接続する。

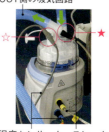

OUT側の吸気回路

温度センサコード　　ホースヒータコード

3 Yピース部を接続する

1 加温加湿器の温度センサコードがある場合

- Yピースの温度センサコード差込口があるほうに、吸気回路を接続する。
- 温度センサは必ず吸気側に接続し、患者が吸う吸気の温度を正しくモニタリングして調節できるようにする。

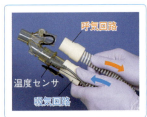

2 気道内圧測定チューブがある場合

- 気道内圧チューブは、一方をYピースの呼気側に、もう一方を本体のPROXIMAL LINE(またはPROXIMAL PRESS LINE)に接続する。

* 気道内圧測定チューブは、気道内圧をモニタリングするもの。

* 上記はニューポートe500の場合。現在使用されている人工呼吸器は、気道内圧チューブがないもののほうが多い。

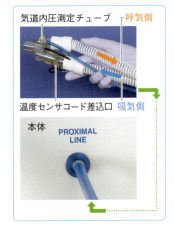

3 人工鼻使用時など 1 2 以外の場合

- Yピースは吸気側・呼気側に関係なく、単純にY字になっている部分につなぐ。
  * ディスポーザブル回路の場合は、既に一体化された状態となっている。

4 ウォータトラップを接続する（人工鼻使用時は不要）

1 回路内で一番低い位置に、下向きで接続

- ウォータトラップは、呼気回路内などで、結露から発生した水滴を溜め込むもの。
  * 呼気回路にもホースヒータコードを取り付けて結露を防止するタイプのものは、呼気側のウォータトラップも不要。
  * 人工鼻を用いると、加温加湿器同様、ウォータトラップも不要になる。

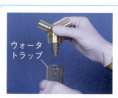

ウォータトラップ

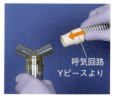

呼気回路Yピースより

> ! 「位置」と「接続」に注意！
> - ウォータトラップが高い位置にあったり下向きでなかったりすると、溜まった水が回路内に逆流してしまい、患者の誤嚥や回路の閉塞を起こしてしまう。
> - ウォータトラップの3つの接続部に注意する。
> - 外れ、ゆるみ、ゆがんだ噛み合わせに注意し、接続エラーを予防する。

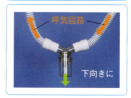

呼気回路 / 下向きに

5 フレックスチューブを接続する

- Yピースと気管チューブの間に、フレックスチューブを接続する。
- フレックスチューブの使用は、体位交換や患者の体動による外れ防止や、回路の折れ曲がり防止などのリスク回避の一助となる。

  * フレックスチューブは蛇腹で弾力性がある。
  * 閉鎖式吸引キットには、フレックスチューブと同等の物品が含まれているので、それで代用することが多い。

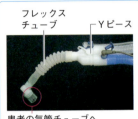

フレックスチューブ / Yピース / 患者の気管チューブへ

6 呼気回路を、本体の呼気口に接続する

1 バクテリアフィルタ使用時は、回路と本体の間にフィルタをつなぐ

* バクテリアフィルタについては p.7 参照
* 吸気・呼気側の誤接続防止については p.8〜9 参照

7 人工鼻の接続（加温加湿器使用時は不要）

- 人工鼻は、Yピースとフレックスチューブの間に接続する。
- 人工鼻はディスポーザブル製品で、内部は繊維、紙、スポンジなどから構成されている。
- バクテリアフィルタの機能を兼ね備えた製品もある。
- 1回/日または1回/2日の交換が必要である（メーカーの推奨に従う）。
- 痰や血液が付着したときは、そのつど交換する（そのまま使うと狭窄・閉塞の危険がある）。
- 長期使用では加湿不足になることがあるため注意する。

■人工鼻のメリット
- 患者の吸気に適切な加温加湿ができる
- 吸気の加湿が保たれることで、加温加湿器が不要となり、回路が簡素化する
- 回路内の結露が発生しにくくなることで、ウォータトラップが不要となり、回路が簡素化する
- コスト軽減や業務の軽減が図れる
- 加温加湿利用時より、合併症が起こりにくい

■人工鼻使用の禁忌
- 大量の気道分泌物がある患者
- 粘稠度の高い痰を喀出する患者
- 血性の気道分泌物のある患者
- 低体温療法中の患者（＜32℃）
- 完全に自発呼吸下にあり、分時換気量が多い患者（＞10L/分）
- 呼気時の一回換気量が、吸気の70％以下である患者（カフなしチューブ、カフリーク）
- 拘束性肺疾患をもつ患者
- 気管支胸膜瘻のある患者
- 持続的ネブライザを使用している患者
- 気道熱傷のある患者
- 人工鼻の気流抵抗や死腔が無視できない患者

> **! 併用禁止！**
> - 人工鼻と加温加湿器を併用すると、過多となった水分により人工鼻の閉塞を招くため、禁止！

8 電源・医療ガス配管端末と接続する

1 本体のコンセントを非常用電源に接続

- 人工呼吸器は生命維持装置であるため、停電時、災害時などでも止まらないことが大事である。
- 非常用電源は赤色か緑色である。

    *両方ある場合は緑色に接続する（一般に、緑コンセントのほうがグレードが高い。無停電）。

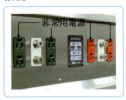

2 耐圧ホースをアウトレット（医療ガス配管端末）へ接続

- 酸素（緑色）と圧縮空気（黄色）の配管を正しく接続する。
- 配管は高圧なので、接続操作は両手でしっかり行う。
- 「カチッ」という接続音を確認する。

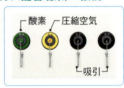

3 電源スイッチON

- 電源スイッチは本体の裏側や、操作パネルの下方などにある。
- 誤操作防止のため、カバーでおおわれているものが多い。
- 機種により、スイッチの表示は、いろいろである。

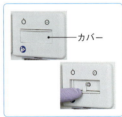

■スイッチのいろいろな表示

🔊 ：⊙： | ： | ：ON ：入
🔇 ：⏻：⏻：○：OFF：切
　　　　(STANDBY)

4 リークテスト実施

- 仮の換気モード(SIMV[エスアイエムブイ] p.36 など)または指示通りに設定を行う。
- テストラング(テスト肺)を装着してリーク(漏れ)の有無を確認する。
- リークテストの方法は、機種によって異なるので、機種ごとの手順表を作って実施する。

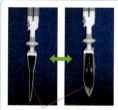

テストラングが膨らむことを確認

5 ストッパーをかけて固定

- 人工呼吸器本体の設定位置を決めたら、安全のため、ストッパーをかけて固定する。

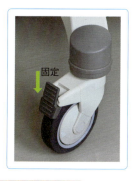

固定

> **！ ストッパーを忘れずに！**
> - スタッフや患者家族などが、人工呼吸器に触れて動かしてしまうと、事故抜管のエラーにつながる！
> - 必ずストッパーを固定し、エラー防止を。

> ディスポーザブル回路は、既にセット化された状態で梱包されているため、Yピースやウォータトラップの接続(p.12 3 〜 p.13 4)といった、いわゆる組み立て作業は不要です。ただし、必ず使用前に点検を行う必要があります。

MEMO

人工呼吸器編

PART 2

苦手な換気様式：
これだけは知っておきたい

1. 換気モード理解のための基本知識
2. モードの意味：代表的な4つの換気モード
3. モード設定の王道
4. 人工呼吸器のグラフィックモニタ

1 換気モード理解のための基本知識

1 人工呼吸の生理とその原理

1 人工呼吸器にできることは「換気」のみ

- 人工呼吸といっても、本来の「呼吸」という機能すべてを代われるものではなく、肺でのガスの入れ換え、つまり換気だけを代行するものである。
- 人工呼吸器は、肺胞までガスを到達させたり、つぶれた肺胞を開いたりする。また、呼吸を行うための仕事の軽減や代行をする。

2 自発呼吸と人工呼吸の大きな違いは「陰圧」と「陽圧」

- 肺はスポンジのような構造をしていて、自分で膨らむことはできない。
- 人工呼吸と自発呼吸とでは、特に吸気の方法が異なるため、生理的な影響にも違いが現れる。

■自発呼吸と人工呼吸の生理的影響の相違点（概略）

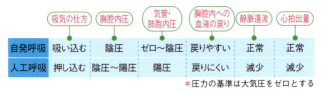

	吸気の仕方	胸腔内圧	気管・肺胞内圧	胸腔内への血液の戻り	静脈還流	心拍出量
自発呼吸	吸い込む	陰圧	ゼロ〜陰圧	戻りやすい	正常	正常
人工呼吸	押し込む	陰圧〜陽圧	陽圧	戻りにくい	減少	減少

＊圧力の基準は大気圧をゼロとする

■ 自発呼吸と人工呼吸の違い

自発呼吸	人工呼吸
■ 肺が入っている"胸郭"という容器を膨らませると、胸腔内圧が陰圧に傾き、この圧により肺に空気が流れ込み、肺を間接的に膨らませる。これが吸気である。 ■ 肺・胸郭が、力を抜いてリラックスすると、肺が萎んで空気が出て行く。これが自然な呼吸の呼気である。	■ 気管チューブを通して、ガスを機械的に加圧して肺に押し込む。これが吸気であり、陽圧になる。 ■ 加圧をやめて大気に開放すると、肺は自然と萎んで空気を大気中に吐き出す。これが呼気となる。呼気は、肺・胸郭自体の縮む力(弾性)を利用している。

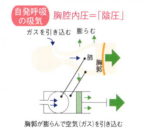

自発呼吸の吸気 胸腔内圧=「陰圧」
ガスを引き込む 膨らむ
肺 胸郭
胸郭が膨らんで空気(ガス)を引き込む

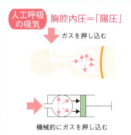

人工呼吸の吸気 胸腔内圧=「陽圧」
ガスを押し込む
機械的にガスを押し込む

3 人工呼吸の影響は全身に及ぶ

- 人工呼吸は、他の臓器に対しても影響を及ぼす。
- したがって、このような人工呼吸の副作用に配慮しながら、呼吸管理を進めていくことが必要となる。

■ 人工呼吸による主要臓器への影響

肺	心血管系	肝	腎	中枢神経系
肺の過膨張	血圧低下、心拍出量低下	肝機能低下	尿量減少	脳圧上昇

PART 2　苦手な換気様式：これだけは知っておきたい

2 モードの意味：代表的な4つの換気モード

- 換気モードの名前は、機種によりさまざまである。これが人工呼吸器の理解を難しくしている原因の一つになっている。
- 理解しなければならないモードは限られていて、現在主流となっている基本的な換気モードは、CMV、PSV、SIMV、CPAPの4つ。
- まずは、この4つの換気モードを覚えよう。その組み合わせや応用で成り立っている他の複雑化したモードも、理解できるようになるだろう。
- PEEPは換気モード名とは異なるため、他の換気モードと並列にするのは適当ではないかもしれないが、換気モードを理解する上で必要不可欠なため、ここで取り上げる。

■ 自発呼吸の有無からみた 代表的な換気モード

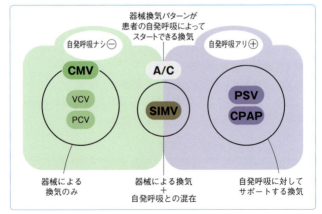

1 自発呼吸ナシ

1 CMV（シーエムブイ）

- 自発呼吸がない場合には、人工呼吸器が継続的に**すべての換気を代行する**必要がある。これが「調節換気」「強制換気」「持続強制換気」などと呼ばれる**CMV**である。

controlled	mechanical	ventilation
調節（強制）	**（機械的）**	**換気**

または

continuous	mandatory	ventilation
持続的	**強制**	**換気**

- CMVの強制換気の吸気方式には2種類ある。これは、人工的に肺に送り込むガスを、**量**と**圧**、どちらで管理するかによって、分類している。

a │ VCV（ボリュームコントロール）

- VCVは、**量**規定式調節換気と呼ぶ（定量式、従量式などともいう）。器械で換気を代行する際に、送り込む**ガスの量を一定に調節**して行うものである p.26 。

volume	control	ventilation
量	**調節・規定**	**換気**

b │ PCV（プレッシャーコントロール）

- PCVは、**圧**規定式調節換気と呼ぶ（定圧式、従圧式などともいう）。器械で呼吸を代行する際に、送り込む**ガスの圧を一定に調節**して行うものである p.30 。

pressure	control	ventilation
圧	**調節・規定**	**換気**

2. モードの意味：代表的な4つの換気モード

2 自発呼吸アリ

- 自発呼吸があるとはいえ、"不十分な換気しかできていない"から、人工呼吸器管理が必要なのである。
- この場合、自発呼吸を生かして"自発呼吸の不十分さ"を支える換気モードを選択する。それが、PSV、SIMV、A/C、CPAPの4種類である。

1 PSV（プレッシャーサポートベンチレーション）

- PSVは、自発呼吸の一回一回が弱い場合に用いる。
- 自発呼吸をトリガ（検知）して、自発呼吸に合わせて機械的に**加圧**（支持、サポート）するものである。「**圧支持換気**」ともいう p.34。

pressure	support	ventilation
圧	支持	換気

2 SIMV（エスアイエムブイ）

- SIMVは、患者の自発呼吸が少ない場合、リズムが不規則な場合、一回一回の自発呼吸が弱い場合などに用いる。
- 自発呼吸があるときに、ところどころに**間欠的**（＝時々）に器械による**強制換気**を追加する方式。この強制換気のスタートは、各自発呼吸そのものに合わせて（＝同期、シンクロして）加圧している。「**同期式間欠的強制換気**」という p.36。強制換気パターンと自発呼吸のみのパターンが混在している。

synchronized	intermittent	mandatory	ventilation
同期式	間欠的	強制	換気

3 A/C（アシストまたはアシスト・コントロール）

- A/Cの特徴は、以下の2点である p.38 。
1. 強制換気（CMV）としてVCVかPCVのパターンおよび回数を設定する。
2. 自発呼吸を検知できるようにトリガ感度を設定する（圧トリガなら$-1 \sim -2 \text{cmH}_2\text{O}$）。
- 設定回数よりも自発呼吸が多い場合は、各自発呼吸の開始に合わせて、VCVまたはPCVパターンの1回分の換気（＝**アシスト**換気）がスタートする。
- 自発呼吸が設定回数より少ない（またはない）ときは、設定回数に従って強制換気（＝CMV）がスタートする。

assist	/	control
補助		調節

4 CPAP（シーパップ）

- CPAPは、患者の自発呼吸に一定の**圧**（陽圧）を**持続的**にかけた状態で、「持続気道陽圧」という p.40 。吸気・呼気とも同一の圧がかかっている。

continuous	positive	airway	pressure
持続	陽	気道	圧

クイズでチェック

ここまでのモードの復習として、以下の問題を解いてみよう。

Q1 筋弛緩薬を用いる全身麻酔の場合に、使われるモードは？
Q2 気道内圧が上下にあまり振れないモードは？
Q3 吸気だけ一定圧で補助するモードは？
Q4 強制換気と自発呼吸が混在するモードは？

こたえ A1. CMV（またはVCV、PCV） A2. CPAP A3. PSV A4. SIMV

3 VCV：量を指標として換気する強制換気

①シリンジの大きさ・内筒の位置を固定(＝一回換気量TVの設定)
②シリンジの内筒を一定の速度で押す(＝吸気流量の設定)

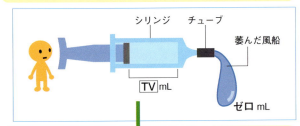

③圧力は、風船の硬さやチューブの太さを反映し変動
(＝気道内圧は変動する)

普通の硬さの風船＝健常な肺
普通の太さのチューブ＝痰貯留や気道狭窄のない気道の場合

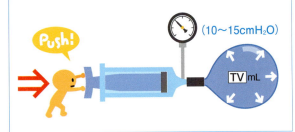

[肺(肺胞)➡風船、気道➡チューブ、人工呼吸器➡シリンジと手、と置き換える]

細いチューブ
=痰貯留や喘息などにより狭窄した気道の場合

Push!!
圧力↑
TV mL

硬い風船
=肺線維症などによりコンプライアンスが低い(病的で硬い)肺の場合

Push!!
圧力↑
TV mL

2. モードの意味：代表的な4つの換気モード

1 VCVの利点・注意点・観察ポイント

a｜メリットは「一回換気量が保たれる」こと

前ページの風船モデルを参照しながら確認してください。

- VCVにおいては、風船やチューブ(＝肺)がどのような状態にあっても、設定したシリンジ量のガス(＝一回換気量：TV ﾀｲﾀﾞﾙﾎﾞﾘｭｰﾑ ひいては分時換気量：MV ﾐﾆｯﾂﾎﾞﾘｭｰﾑ)が、必ず入ることになる。

b｜異常が生じると気道内圧が上昇する

- 普通の硬さの風船・普通の太さのチューブ(＝全身麻酔、筋弛緩薬投与時、中枢性無呼吸)は、VCVのよい適応である。
- 一方、風船のゴムが硬い場合(＝肺線維症などコンプライアンスが低い肺)や、チューブが細い場合(＝気道狭窄)は、内筒を一定の速度で押すためには、普通の硬さの風船・普通の太さのチューブのときよりも、強い力(圧力)が必要となる。
- このように、VCVにおいては、患者の肺の状態が変化しても注入する量が保たれるがゆえに、その影響は圧の上昇となって現れる。逆に、肺が柔らかくなれば圧力は低下する。

c｜観察ポイントは「気道内圧」

- 痰貯留や気道狭窄、片肺挿管、喘息発作などが起これば、気道内圧が上昇し、危険な状態になる。つまり、気道内圧の推移を確認することで肺などの状態を評価できる、ともいえる。

d｜自発呼吸と同調性

- 自発呼吸が出現した場合、同調しにくくなり、ファイティング p.130 が起こりやすい。

2 気道内圧とEIP（吸気終末プラトー）の理解

- VCVにおいて、気道内圧が最高に達するのは、吸気の終末時（＝シリンジの内筒を押し切ったとき）となる。吸気終末に、肺胞が最も膨らむ。

- 喘息やARDS（急性呼吸窮迫症候群 p.128）などでは、コンプライアンスが低い肺胞と高い肺胞が混在する。すると、膨らみやすい肺胞が先に膨らみ、膨らみにくい肺胞の分も過膨張（過伸展）してしまう

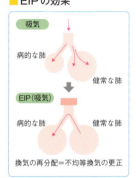

■EIPの効果

ことになる。この肺胞での換気のばらつきを**不均等換気**という。この不均等換気を是正するためのものが、**EIP（吸気終末プラトー）**である。

- EIPとは、PIP（最高気道内圧）に到達した後（吸気の終末時）に、すぐには呼気へと切り替えず、短い間（0.1～0.5秒）、そのままの状態を維持する（＝息をとめるような状態、ポーズする）ことをいう。

- このとき、気道内圧はやや下がり、グラフィックモニタ上では平坦部（**プラトー**）を作る。この圧のことを**プラトー圧**という。

- EIPというわずかな時間でも、その間に肺内の換気が**再分配**されて、肺の**不均等換気**が是正される。

＊EIPの設定は、機種によって方法がさまざまで、他の設定条件から二次的に決まってしまうものや、設定できないもの、初期値のみとなっているものまである。

4 PCV：圧を指標として換気する強制換気

［肺（肺胞）➡ 風船、気道 ➡ チューブ、人工呼吸器 ➡ 設定圧まで一気に加圧できる血圧計、と置き換える］

① 血圧計の設定圧を決定（＝PC圧の設定）
② 一定の時間、設定圧を維持するように送気球を操作（＝吸気時間の設定）

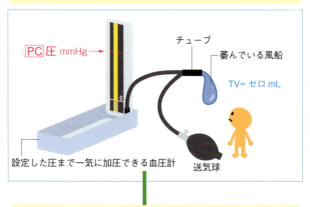

③ 風船に入る空気の量は、風船の硬さやチューブの太さに影響される（＝一回換気量は変動する）

＊実際の人工呼吸器では、血圧計と違って圧力はcmH_2Oで表される。

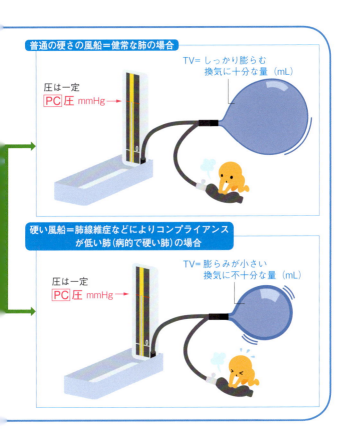

2. モードの意味：代表的な4つの換気モード

1 PCVの利点・注意点・観察ポイント

a｜メリットは「最高気道内圧を制限できる」こと

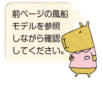
前ページの風船モデルを参照しながら確認してください。

- ＰＣ圧（プレッシャーコントロール）は、ベースの圧（PEEP ▶p.41 レベル）から「どれだけ気道内圧を上昇させるか」の圧のこと。

> **最高気道内圧 ＝ PC圧 ＋ PEEP**
>
> ❗ 最高気道内圧をPC圧として設定する機種もある（ニューポートe500、e360）。▶p.48

- PCVにおいては、血圧計の設定が一定（＝最高気道内圧を制限できる）なので、風船がしっかり膨らむ十分量のみが入る（＝肺胞の過膨張による肺の傷害を予防できる）ということを意味する。

b｜気道内圧を制限すると、常に不均等換気を少なくできる

- PCVは、よい肺を痛めずにすむため、呼吸不全の肺病変があるような場合に適している。
- 吸気のはじめから設定圧まで一気に上がるため、膨らみにくい硬い風船にも空気がしっかり流れ込むことになる。これは、送気終了後にEIPでやっと不均等換気を是正するVCVに対し、PCVでははじめから不均等換気を抑えやすいことを意味する。 ＊PCVにおいてEIPの設定はない。

c｜肺の状態が換気量（TV）を左右する

- 換気量を直接設定できないPCVにおいては、肺のコンプラ

イアンスや気道抵抗が変化すると換気量が変動する。

d｜観察ポイントは「換気量（TV）、分時換気量（MV）」

- 一定の圧をかけても、ゴムが柔らかな風船（＝健常な肺）では大きく膨らみ、ゴムが硬い風船（＝コンプライアンスが低い病的な肺）では、膨らみ（＝換気量）が少なくなる（＝換気不十分）。したがって、換気量の推移を確認（モニタ）することは重要である。
- 圧によってコントロールしているPCVは、多少リーク（ガス漏れ）があっても、換気量が比較的保たれる。そのため、カフなしの気管チューブを用いる小児の場合などにも適している。

e｜自発呼吸と同調性

- 自発呼吸が出現した場合にも、流量・換気量は要求に応じることができるため、患者の自発呼吸との同調性は、比較的保たれる。

クイズでチェック

ここまでのモードの復習として、以下の問題を解いてみよう。

Q1 PCVで設定する項目は何か？

Q2 PCVではなぜ、換気量モニタが重要か？

Q3 PCVの利点は？

こたえ A1. 吸気圧、呼気圧、換気回数　A2. 肺コンプライアンスによりTVが変化するため　A3. 最高気道内圧（PIP）が一定、肺の過膨張が起こりにくくなる

5 PSV：圧で自発呼吸をサポート

- PSVは、自発呼吸がある場合に用いる（p.22 図）。
- 自発呼吸に合わせて、吸気時に一定の圧力で加圧（= **サポート、補助**）する。

1 PSVの実際

設定	① PSVモードを選択する。 　→ SPONT、CPAPモードを選択する機種もある。 ② 患者の自発呼吸（吸気努力）が必要。 　→ トリガ感度を適切に設定する。 ③ PS圧を設定する。
吸気	④ 患者が息を吸い始める（呼気相から吸気相に移る）と、その瞬間、気道内圧がわずかに下がる。これを人工呼吸器が検知（トリガ）する。 ⑤ 吸気が始まると、気道内圧は、常に設定値（PS圧）を維持するモードなので、患者が息を吸ったら吸った分だけ加圧・補助して、PS圧を維持する。そのため、吸気中は一定の気道内圧を保てるように、流量が調整されている。
呼気	⑥ 吸気の終了（すなわち呼気相の開始）後は、患者が「ほとんど吸い終わった」という情報をもとに送気を終え、吐けるように動作する。
その他の特徴	⑦ したがって、患者の息を吸う量、吸う回数、吸う時間、息を吐く時間、すべて患者の状態に合わせられるということになる。 ⑧ 一方、圧による補助だけなので、一回換気量（TV）や換気回数（f）すなわち分時換気量（MV）は保証されず、変動してしまう。

2 PSVの利点・注意点・観察ポイント

- 患者の呼吸と人工呼吸器の同調性が良好である。
- 患者の呼吸仕事量が軽減されるため、自発呼吸が楽になり、呼吸回数も落ち着く。
- ファイティングが少なくなり、鎮静薬などの投与量を減少できる。
- **ウィーニング**（人工呼吸器離脱 p.58）の有力な手段となる。PSV単独の場合のウィーニングでは、プレッシャーサポートPS圧を徐々に下げて、CPAPへ移行する。
- 自発呼吸がない（無呼吸が起こる）、または、不規則な呼吸には、応用できない。
- 圧による補助だけなので、換気量や換気回数の保証がない。したがって、一回換気量（TV）や換気回数（RR、f）を観察する必要がある。
- 無呼吸になったときのために、バックアップ換気が作動するようにしておく。また、必ず換気量下限アラームを設定する。
- 最近よく行われるNPPV（BiPAPビジョンなどで行う）の多くは、PSV＋PEEPのモードと同様である。

クイズでチェック

ここまでのモードの復習として、以下の問題を解いてみよう。

Q1 PSVでの注意点は？

答え：① 無呼吸には応用できない ② 換気量をモニターにて必ず確認する ③ 無呼吸が起こった場合に備えて、バックアップ換気と換気量下限アラームを設定しておくこと

6 SIMV：自発呼吸と強制換気が混ざった換気

- SIMVは自発呼吸があってもなくても使用可能である(p.22図)。
- 強制換気の間に自由に自発呼吸ができるようにすることで、自発呼吸だけでは不足している換気量を補助する。
- 自発呼吸の有無に関する情報がないときの仮設定のモードとして無難である。
- 最近では、SIMVの有用性は薄れている(PSVやA/Cが有用とされている)。

1 SIMVの利点・注意点・観察ポイント

- 設定した強制換気部分は、換気を保証される。
- 自発呼吸することが可能で、強制換気も自発呼吸とタイミングを合わせてくれる(同期=シンクロする)。
- 回数を減らすことで、ウィーニングに応用できる。
- 強制換気のパターンが、患者の需要と合っているとは限らない。呼吸回数や換気量または気道内圧を観察する必要がある。
- 強制換気と強制換気の間の自発呼吸に対してPSを加えるこ

■ SIMV＋PSの気道内圧

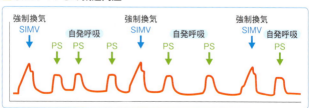

とが可能。すなわち、SIMV + PSとなり、実際はほとんどの場合PSを加えている。

2 SIMVの実際

設定
1. トリガ感度を適切に設定しておく。
2. 換気回数（SIMV回数）を設定する。
3. 強制換気の内容（VCVかPCVか）を選択し、設定する。
4. 上記②③が強制換気部分の設定となり、たとえ自発呼吸がなくても、最低SIMV回数分は必ず強制的に換気される。
   ➡ 先に換気パターンを作っておく。

自発呼吸がある場合
5. 強制換気と強制換気の間に自発呼吸ができる。自発呼吸以外に、SIMVは自発呼吸のタイミングに合わせて強制換気を行う。
   ➡ 自発呼吸に同期（シンクロ）する。
6. したがって、自発呼吸があると、強制換気の間隔は不規則となる（自発呼吸リズムの影響を受けるため）。
7. すべての自発呼吸に強制換気が行われるわけではなく、設定された間（トリガウィンドウ）だけ自発呼吸に合わせて強制換気を行う。それ以外の自発呼吸は、吸いたい量だけを吸入し、呼吸回数としてカウントされるのみとなる。

自発呼吸がない場合
8. 自発呼吸が出現しなかった場合には、**一定時間（⑨）**の後に、強制換気が行われる。
9. この**一定時間**は、SIMV回数で決まる（60秒÷SIMV回数）。つまり、まったく自発呼吸がなければ、等間隔で強制換気が行われる。
10. SIMV回数が多く自発呼吸が隠れてしまう場合や、自発呼吸なしの状態＝実質CMVといえる。

その他の特徴
11. SIMV回数を減らしていくと自発呼吸の割合が増える。SIMV回数ゼロ＝自発呼吸のみである。これがウィーニングに応用されている。
12. 強制換気と強制換気の間に出現した自発呼吸に対して、PSをかけることも可能（＝SIMV + PSとなる）。SIMV回数ゼロ＝実質PSVとなる。実際には、ほとんどの場合、PSを設定（8〜12cmH$_2$O）する。

7 A/C：アシスト（補助）換気（アシスト/コントロール）

- A/Cは、毎回の自発呼吸の「吸気」に合わせて補助（アシスト）換気を行うものである。
- 毎回の換気方式は、設定した一回換気量（VCV）または吸気圧（PCV）である。

1 A/Cの利点・注意点・観察ポイント

- 自発呼吸がある場合は同調性を確認する。

a｜VCVによるA/Cの場合

- 「設定した一回換気量」を送るため、換気量は一定になる。
- 患者の呼吸努力が強くなると、吸気流量が不足して気道内圧が低下するため、最高気道内圧やプラトー圧のモニタリングが重要。
- 気道内圧波形が変形、圧が上がらない、ファイティングなどの場合は、VCVの同調性の限界なので、PCVかPSVに変更する。

■アシストとコントロールの違い（パターンはPCV）

矢印（↑）は自発呼吸出現で気道内圧が少し低下し、トリガされた（＝PCV換気開始）ことを示す。
コントロール換気ではトリガされず一定である。

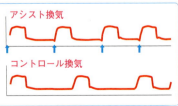

b | PCVによるA/Cの場合

- 「PCの圧」に見合った換気量を送るため、気道抵抗やコンプライアンスの変化による気道内圧変化は生じない。
- 患者の呼吸努力が強い場合や自発呼吸が多い場合は換気量が増加するため、一回換気量や分時換気量のモニタリングが重要。
- 気道内圧を一定に維持できない、ファイティングなどの場合は、吸気時間の調節またはPSVへの変更を行う。

2 A/Cの実際

設定

1. モードはA/Cを選択し、基本となる設定はVCVまたはPCVのどちらかを選び、一回換気量(VCV)またはPCの圧(PCV)を設定。
   * VC-A/CまたはPC-A/Cなど
2. 最低限動作してほしい回数を設定(例:8〜10回/分)。
3. 自発呼吸を検知できるトリガ感度を設定(例:圧トリガなら−1cmH₂O程度)。
4. 設定した一回換気量かPCの気道内圧が確保されているかチェック。
5. 自発呼吸の有無(トリガランプ、インジケータなど)と呼吸数をチェック。
   - **自発呼吸あり**:インジケータ点灯、実測呼吸数>設定呼吸数
   - **自発呼吸なし**:インジケータなし、実測呼吸数=設定呼吸数
6. 自発呼吸が強くなると同調しにくくなることがある(特にVCV)。そのときは換気量や吸気時間の調節などを行うか、PSVに移行する。

特徴

7. 自発呼吸がない、または少ないときは、設定した回数だけは吸気を行う。このときは調節換気(コントロール、CMV)と同じである。
8. 通常のCMV設定でも、吸気トリガできるようにしておくことで、アシスト換気として動作できる(=A/Cとして設定されていることになる)。 *アシスト、A/Cの表示がない機種もある。
9. SIMVと違い、全呼吸が同一パターン(VCVかPCV)の連続になる。
10. ある程度、呼吸状態が改善すれば、PSVへの移行は容易である。

8 CPAP：自発呼吸にPEEPをかけた換気

- 自発呼吸があることが大前提（p.22 図）。
- 自発呼吸の気道に、吸気にも呼気にも一定の陽圧をかけておく方法（PEEP p.41）。
- 自発呼吸下でPEEPの効果を期待したいときに用いる。

1 CPAPの実際

設定
1. 自発呼吸が必要。→トリガ感度を適切に設定する。
2. 圧（PEEPの値）を設定する。

設定するのは、これだけ

特徴

3. 換気の補助はなく、積極的に肺を膨らまそうとはしない。
   → **最も生理的ともいえる。**
4. 自発呼吸による換気量が100％を占める。
5. 負荷するPEEPレベルに比例して肺が大きく膨らみ、酸素化が改善する。すなわち、肺水腫など酸素化障害が主体となる病態でよい適応になる。
6. ウィーニングの最終段階の換気モードである。自発呼吸トライアルに応用される。

2 CPAPの利点・注意点・観察ポイント

- **最も生理的な換気モード**で、胸腔内圧の上昇が比較的小さいため、循環抑制が軽減される。
- ファイティングはほとんど起こらない。
- 換気量は保証されないので、換気量（一回換気量：TV、換気回数：f）を観察することが必要となる。
- 気道内圧の振れが小さく、なるべく一定になるのが理想的。吸気のときの圧低下が大きい場合、呼吸困難が強くなる。
- NPPVの呼吸モードとしては、CPAP、CPAP＋PSが多い。

9 PEEP：肺胞虚脱を防ぐ

- PEEPとは、呼気の気道内圧がゼロにならないように一定の圧（陽圧）をかけることで、**呼気終末陽圧**という。
- 肺水腫、肺炎などの多くの病態で、PEEPにより酸素化が改善する。
- PEEPは、PSV、SIMV、CPAPのような「換気モード」ではない。
- すべての換気モードとの併用が可能である。
- 呼気弁とも深くかかわりをもつPEEP。ここでも、肺を風船に置き換えてみよう。

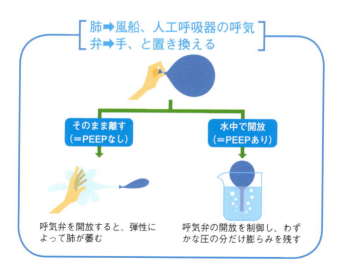

［肺➡風船、人工呼吸器の呼気弁➡手、と置き換える］

そのまま離す（＝PEEPなし）
呼気弁を開放すると、弾性によって肺が萎む

水中で開放（＝PEEPあり）
呼気弁の開放を制御し、わずかな圧の分だけ膨らみを残す

- 弾性のある風船には、元に戻ろうとする収縮力がある(＝肺の弾性 →p.21)。そのため、指を離すと、自動的に空気が出されて萎む(つぶれる)。

    ＊呼気弁を開放すると、回路内圧は0cmH₂Oになる。

前ページの風船モデルを参照しながら確認してください。

- しかし、膨らんだ風船の口を水の中に開放したとすると、水の深さの分の圧力が風船の中に残り、つぶれない。
- このように、肺の空気が完全に抜ける直前(**呼気終末**)で、呼気弁を早めに閉じるなどの調節(制御)をして、**わずかな陽圧を維持**するのがPEEPである。つぶれやすい肺胞がつぶれないように、**少し膨らんだ状態に保つ**のがPEEPを使用する目的である。

■ 呼気時の肺胞の状態

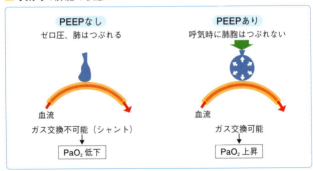

1 PEEPの利点・注意点・観察ポイント

- 人工呼吸器では、PEEPを設定すると、設定した圧が呼気の終わり(呼気終末)にも残るように、肺の圧が完全に抜ける直前で呼気弁を早めに閉じるなどの調節(制御)をしている。
- 実際に用いるPEEPは3〜15cmH₂O程度(20cmH₂O以上のこともある)。
- すべての換気モードと併用可能である。
- 呼気時だけでなく、**自発呼吸の吸気時にも**PEEPと同一の圧をかけるのがCPAPである p.40。
- 本来の自然な呼吸では、声門で生理的なPEEPがかかった状態にあるといわれている(2〜3cmH₂O)。気管挿管下で人工呼吸器を装着したときには、この生理的なPEEPが失われてしまう。

*気道内圧は下図のようになる。

- 気道内圧(最高気道内圧：PIP)が上昇すると、肺胞内圧や胸腔内圧が上昇するため、血圧は低下しやすい。

■ PEEPの有無による気道内圧モニタの違い(VCV)

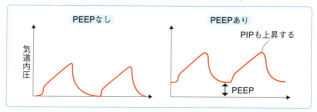

PART 2 苦手な換気様式：これだけは知っておきたい

3 モード設定の王道

1 設定手順（右図）

❶ 自発呼吸の有無・強さに応じて、CMV（シーエムブイ）、SIMV（エスアイエムブイ）、PSV（プレッシャーサポート）、CPAP（シーパップ）を選択する。

❷ すべてに共通する設定部分として、FiO_2（エフアイオーツー）とPEEP（ピープ）を設定し、トリガを設定する。

❸ CMVかSIMVを選択した場合は、強制換気をVCV（ボリュームコントロール）で行うかPCV（プレッシャーコントロール）で行うかを選択する（SIMVならVC-SIMVかPC-SIMV）。次に、強制換気部分についての内容、すなわちVCVなら1回換気量と換気回数、PCVならPC圧と換気回数などを設定する。

❹ 自発呼吸の補助として、一般的に、SIMVではＰＳ（プレッシャーサポート）の値（一般に8〜12cmH$_2$O）を、PSVではPS（プレッシャーサポート）の値を設定する。

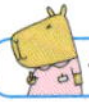

モード名を復習しよう！

- CMV ： <u>c</u>ontrolled <u>m</u>echanical <u>v</u>entilation 　　調節換気
  　　　　or　　　　　　　　　　　　　　　　　　　　　　または
  　　　<u>c</u>ontinuous <u>m</u>andatory <u>v</u>entilation　　　 持続強制換気
- SIMV ： <u>s</u>ynchronized <u>i</u>ntermittent
  　　　 <u>m</u>andatory <u>v</u>entilation　　　　　　　　　同期式間欠的強制換気
- A/C ： <u>a</u>ssist/<u>c</u>ontrol　　　　　　　　　　　　　　　補助／調節換気
- PSV ： <u>p</u>ressure <u>s</u>upport <u>v</u>entilation　　　　　　　圧支持換気
- CPAP ： <u>c</u>ontinuous <u>p</u>ositive <u>a</u>irway <u>p</u>ressure　　持続気道陽圧
- PEEP ： <u>p</u>ositive <u>e</u>nd-<u>e</u>xpiratory <u>p</u>ressure　　　　呼気終末陽圧
- VCV ： <u>v</u>olume <u>c</u>ontrol <u>v</u>entilation　　　　　　　　量規定式調節換気
- PCV ： <u>p</u>ressure <u>c</u>ontrol <u>v</u>entilation　　　　　　　 圧規定式調節換気

■設定の組み合わせ方からみた 基本換気モードの考え方

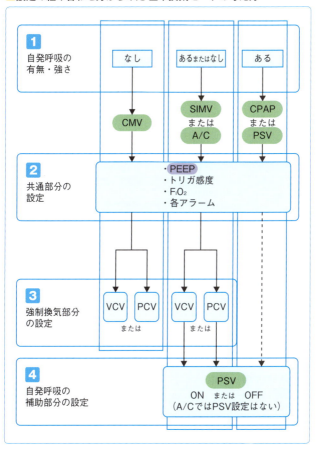

2 初期設定

- 患者の情報が不十分な状態で、急に人工呼吸器が必要となった場合には、A/C p.25 または SIMV p.24 が無難である。
- 術後症例の麻酔未覚醒で自発呼吸がなくても、A/C または SIMV 回数12〜15回/分なら問題はない。なぜなら、自発呼吸が出ていない初期は実質 CMV p.23 として作動し、自発呼吸が出現してくれば自発呼吸に合わせてくれるからである。

SIMVを使用した場合の初期設定(例)

		具体的な設定例	(成人の場合の目安)
換気モード		SIMV + PS	
F_IO_2(酸素濃度)	(%)	1.0(100)[※1]	
一回換気量(TV)	mL	400〜500	6〜8mL/kg[※2]
換気回数(f)(SIMV回数)	回/分	12	12〜15
PS圧	cmH_2O	10	5〜12
PEEP	cmH_2O	5	5〜10

※1 酸素化障害の情報があれば、例えば中等度障害なら初期設定として F_IO_2 0.5〜0.6(50〜60%)が可能である。
※2 ここでいう体重(kg)は、実体重ではなく、身長から求める予測体重である。

- **予測体重(PBW)計算式**(米国 ARDS network.org による)
  男性 PBW(kg) = 0.91 × H(cm) − 88
  女性 PBW(kg) = 0.91 × H(cm) − 92.5

- **予測体重(PBW)対照表**

身長(cm)	130	135	140	145	150	155	160	165	170	175	180	185	190
予測体重(kg) 男性	30	34	39	43	48	52	57	61	66	71	75	80	84
予測体重(kg) 女性	25	30	34	39	43	48	52	57	62	66	71	75	80

- 患者の情報がある程度わかっている場合には、p.46〜47のような値を目安に、換気モードや換気条件を設定していく。

■ PCV p.30 を使用した場合の初期設定例

		具体的な設定例
換気モード		PCV
FiO_2（酸素濃度）	（％）	1.0（100）[※1]
PC圧	cmH_2O	15
換気回数（f）	回/分	15
吸気時間（T_I）	秒	1〜1.5
PEEP	cmH_2O	5

■ VCV p.26 を使用した場合の初期設定例

		具体的な設定例
換気モード		VCV
FiO_2（酸素濃度）	（％）	1.0（100）[※1]
一回換気量（TV）	mL	500
換気回数（f）	回/分	15
PEEP	cmH_2O	5

※1 酸素化障害の情報があれば、例えば中等度障害なら初期設定としてFiO_2 0.5〜0.6（50〜60％）が可能である。

> **! 開始20〜30分後に初期評価を**
> - いずれの場合も、人工呼吸開始後20〜30分程度で動脈血液ガスを測定し、検査結果や呼吸状態の評価を行い、設定を変更していく。

3 設定値の目安

1 換気モードの選択
- 自発呼吸の程度を確認して決定する。

2 F_IO₂(酸素濃度)

- 血液ガス分析データを元に決定するが、患者の状態が不明な場合は100%酸素で開始する。
- その後は、データを追っていきながら適切な設定にする。必要以上の高濃度酸素は避ける(高濃度酸素は肺傷害を起こす)。

3 換気回数(f)
- 成人で12〜15回/分

4 一回換気量(TV)
- **VCV**では、6〜8mL/kg体重(予測体重)とし、最高気道内圧(**PIP**)を30〜35cmH₂O以内に抑える。

5 吸気圧の設定
- **PCV**では、吸気圧10〜15cmH₂Oとし、一回換気量(**TV**)が8mL/kg程度を維持できるようにする。

> ! **PC圧の設定：機種による違い**
> - PC圧を、❶で設定するもの(サーボi他)と、❷で設定するもの(ニューポートE200、e500、e360)とがある。❷の場合は、PEEPの値を変更しただけでもTVが変化する。

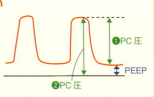

6 I：E比とEIPを設定する機種

- I：E比(吸気呼気時間比)は、通常1：2とされる(吸気時間の長さでは1.0～1.5秒とされる)。
- EIP(吸気終末プラトー)を設定する場合(VCV)は、0.2秒程度。

> **！ 重症気管支喘息の場合**
> - 気道抵抗が高く、呼気が呼出されにくい状態なので、I：E比を1：3以上にして、呼気時間を十分に確保する必要がある。

7 PEEP

- 3～5cmH₂OのPEEPが生理的。
- 著しい酸素化障害がある場合、PEEPを上げることも必要。
- 10数cmH₂Oまでは比較的よく用いられる。
- ただし、最高気道内圧(PIP)上昇、血圧低下に注意する。

8 トリガ感度

- 圧トリガ方式では、患者の呼気終末時の気道内圧から1～2cmH₂O程度低くする(設定値は－1～－2cmH₂Oとなる)。
- 流量(フロー)トリガ方式では1～5L/分程度に設定する。

9 アラーム条件(めやす)

- **換気量下限アラーム**：設定換気量の－30％。 p.69
- **気道内圧上限アラーム**：最高気道内圧の＋30％。 p.67
- **気道内圧下限アラーム**：最高気道内圧の－30％。 p.68
- **無呼吸アラーム**：15～20秒程度。 p.66

PART 2　苦手な換気様式：これだけは知っておきたい

4 人工呼吸器のグラフィックモニタ

- グラフィックモニタは、**気道内圧**、**流量**、**換気量**を波形としてリアルタイムで示している。
- 最近は、多くの人工呼吸器がグラフィックモニタを搭載しており、人工呼吸器の作動状況や、患者の呼吸状態が、視覚的に理解しやすくなった。

■グラフィックモニタとその意義

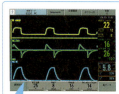

人工呼吸器の作動状況（下記）を判断できる
- 自発呼吸か強制換気か
- 吸気か呼気か
- 換気モードは何か
- 患者と人工呼吸器の同調性
- 異常の発見（外れ、リーク、痰の貯留など）
- 肺・胸郭の状態の類推

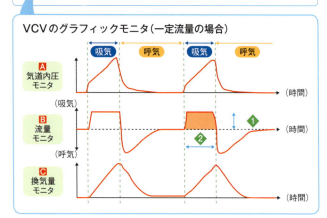

1 グラフィックモニタの基本（VCV）

1 気道内圧モニタ（左図 A）
- 気道内圧を縦軸、時間を横軸にしたもの。
- 吸気時にはガスが送り込まれるので、圧が上昇し、呼気時には一気に下降する。
- PEEPがかかっていると圧力はPEEPまでしか下がらない。

2 流量（フロー）モニタ（左図 B）
- 流量を縦軸に、時間を横軸にしたもの。
- 吸気は上向き（＋側:プラス）、呼気は下向き（－側:マイナス）に表れる。
- 換気がないと波形もなく、換気が減少すると波形も小さくなる。
- 回路・気管チューブ接続外れが起こると、上側波形のみで、下側波形が出ない。

3 換気量モニタ（左図 C）
- 換気量を縦軸、時間を横軸にしたもの。肺容量の変化は縦軸に表れる。
- 吸気は上方向に、呼気の終わりはほぼ基線に戻る。

> **たとえてみよう**
>
> 流量モニタ（左図 B）で、吸気流量❶が30L/分（500mL/秒）、吸気時間❷が1秒とする。
> 一回換気量＝流量波形の「コの字型」の面積（■の部分）であり、長方形だとすれば❶×❷で、一回換気量は500mLとなる。

4. 人工呼吸器のグラフィックモニタ

2 吸気流量のいろいろなパターン

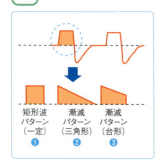

- p.50 図のように吸気流量が一定であれば、流量の曲線は**矩形波**(左図❶)となるが、吸気流量は、他にもいろいろなパターンになる。
- PCV や PSV は、左図❷や❸の形になる。

＊この図では、一回換気量(■で示した面積)が一定になるようにしている。

矩形波パターン(一定)❶　漸減パターン(三角形)❷　漸減パターン(台形)❸

3 VCV と PCV の違い

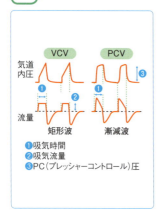

❶吸気時間
❷吸気流量
❸PC(プレッシャーコントロール)圧

- **VCV の流量波形**：一回換気量を設定して、一定流量なら矩形波になる。
  PCV や PSV の流量波形：圧を設定して、設定した吸気時間の間、気道内圧を一定に保とうとするため、右下がりの**漸減波**となる。
- PEEP をかけている場合、流量波形に変化はないが、気道内圧波形の基線が PEEP 分だけ上に上がる点が違う。

4 自発呼吸の有無による違い（VCVの場合）

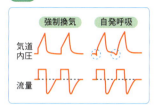

- **強制換気のとき**：気道内圧は基線からそのまま上昇する。
- **自発呼吸に同調している（＝アシスト換気）とき**：いったん気道内圧がわずかに低下（）した後に上昇する。

5 肺・胸郭の状態による違い（VCVの場合）

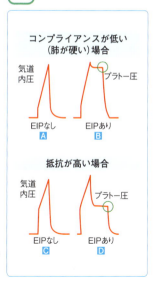

- VCVでは、気道内圧波形から、肺の状態を類推できる。

  コンプライアンスが低い場合 A
  - 気道内圧は右上がりに上昇。最高気道内圧は高くなる

  抵抗が高い場合 C
  - 気道内圧は一気に立ち上がった後、やや緩やかな右上がりに転じる

- **EIP**（吸気終末プラトー p.29）をかけると、肺の状態がさらにわかりやすい。EIPがかかっている間の気道内圧（平坦部）が**プラトー圧**である。

  コンプライアンスが低い場合 B
  - プラトー圧が高い

  抵抗が高い場合 D
  - プラトー圧は最高気道内圧よりかなり低くなる

6 異常な波形の例

1 リーク（漏れ）がある場合

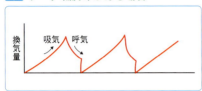

- 呼気がゼロに戻らない（次の吸気が始まるときはリセットされて0から上昇する）。
  - →呼気量が少ない
  - →回路リーク

2 結露がある場合

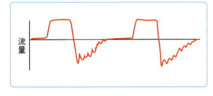

- 呼気だけ細かくぶれる。
  - →呼気回路がゆれる
  - →呼気回路に水がたまった（結露）

3 気管内に痰の貯留がある場合

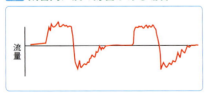

- 吸気・呼気ともにぶれる。
  - →気管チューブ、気道にぶれるものがある
  - →気管内の痰の貯留

人工呼吸器編

PART 3
人工呼吸管理のツボ

1. ウィーニング（人工呼吸器離脱）
2. 抜管時の手順とケア
3. 人工呼吸管理の記録のつけ方
4. アラーム対応マニュアル

PART 3 人工呼吸管理のツボ

1 ウィーニング（人工呼吸器離脱）

1 ウィーニングの基本

- 人工呼吸から徐々に自発呼吸へと切り替えていき、自発呼吸だけに至る過程のことを**ウィーニング（weaning）**という。
- ウィーニングを開始するための具体的な基準というものはない。実際にウィーニングを進めるためには、以下の条件を満たしている必要がある。

1 ウィーニングのための条件
① 自発呼吸があること。
② 人工呼吸器管理が必要となった原因の病態（例えば、心不全、肺炎、ARDS（エーアールディーエス）、肺梗塞、ショックなど）や、当初の呼吸状態が安定していること。
③ 全身状態（特に循環動態や水分バランスなど）が、安定していること。

2 ウィーニング開始前に準備すること
- ウィーニング開始のための準備としては、以下の項目が重要である。
① 鎮静レベルが深すぎない
→ SAT（エスエーティ）（spontaneous awaking trial：自発覚醒トライアル）を行って、鎮静薬を中止あるいは減少し、自発的に覚醒するか評価する
② 循環動態の安定化
③ 感染・炎症所見の沈静化

❹体液・電解質バランスを整える
❺栄養状態の改善

2 ウィーニングにおける看護のポイント

● 常にベッドサイドで患者の状態をみている看護師は、ウィーニング中、以下のポイントをふまえ、設定を変更するごとに注意深く観察し、いち早く変化に気づくよう努めることが重要である。

> **! ウィーニング中のポイント**
> - ウィーニング中は、以前の状況よりも呼吸仕事量が増大する。それに伴う酸素消費量の増加や二酸化炭素産生量の増加、血圧上昇、頻呼吸、頻脈などに注意が必要となる。
> - 痰が貯留すると、呼吸仕事量がより増大し、ガス交換障害を引き起こしてしまう。適切な吸引や排痰援助などによる気道の浄化に努める。
> - 人工呼吸器管理が長期にわたった場合、呼吸筋の廃用性萎縮や過剰負荷による呼吸筋疲労が起こり、ウィーニング困難となることがある。呼吸筋の疲労回復のため、十分な休息と十分な栄養をとれるよう配慮する。
> - 離床へ向けての運動療法もウィーニングを促す。座位保持や足踏み運動など、患者に合わせて簡単なことから取り入れていく。
> - 状態によっては、ウィーニングを中止する場合もあり得ることを念頭に置いて看護にあたる。

3 ウィーニングの具体的な方法

- 肺、自発呼吸の状態に応じて、FiO_2と$PEEP$の調整と、以下の3つのいずれかの方法とを並行して進め、徐々に自発呼吸に切り替えていく。
- 血液ガス分析データ、呼吸数、呼吸パターンなどを評価しながら進めていく。
- 離脱前には$FiO_2 \leq 0.4$、$PEEP = 5\,cmH_2O$を目標とする。

■ ウィーニングの流れ

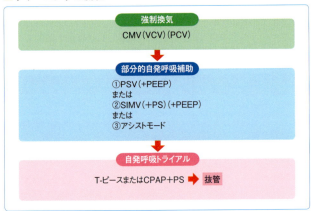

1 PSVによる方法(最も一般的)

- PS圧を徐々に1〜2cmH_2Oずつ下げていく。
- PS圧のゴールは3〜5cmH_2O。
- 一回換気量(TV)が減少せず換気回数(f)が増えすぎない範

囲でPS圧を下げていく（呼吸数の目標はおよそ25回/分以内）。

2 SIMVによる方法
- SIMV回数を徐々に2〜3回/分ずつ下げていく。
- SIMV回数のゴールは0〜2回/分。
- SIMVは通常、PSV（プレッシャーサポート）との併用（SIMV + PS）や、PEEPを負荷している（SIMV + PEEP）場合が多い。
- 途中からPSVに変更することが多い。

3 アシストモードによる方法
- 設定回数を5〜10回/分とし、毎呼吸が自発呼吸でトリガされ、実際の呼吸数が設定吸より多いことを確認する。

4 自発呼吸トライアル（spontaneous breathing trial：SBT）※

- $FiO_2 \leq 0.5$、PEEP ≤ 5〜$8cmH_2O$で呼吸・循環が安定していたら、自発呼吸トライアル（SBT）を実施する（ 1 2 3 いずれからも可能）。
- SBTは、T-ピース（右図）、または、CPAP ≤ 5、PS $\leq 5cmH_2O$で30分間様子をみる。120分以上は行わない。

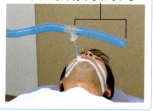

T-ピース法

短蛇管は、大気を吸入しないために取り付けられている

〈文献〉
※日本集中治療医学会, 日本呼吸療法医学会, 日本クリティカルケア看護学会：人工呼吸器離脱に関する3学会合同プロトコル. http://www.jsicm.org/kokyuki_ridatsu1503.html [2016.8.30 アクセス].

PART 3 人工呼吸管理のツボ

2 抜管時の手順とケア

- 意識がはっきりし（＝SAT合格）、自発呼吸がしっかりしてきて（＝SBT合格）、人工呼吸器が必要なくなり、**気道開通・排痰に問題がなければ、抜管**することができる。
- 抜管時の誤嚥、抜管後の上気道狭窄に気をつけてケアする。
- 抜管後の上気道狭窄のリスクファクターになるのは、①**長期間の気管挿管**、②**太い気管チューブの使用**、③**頸部の血腫・浮腫・術後**、④**女性**、である。
- リスクがある場合、ステロイド投与、抜管時の麻酔科医等の立ち会いなどの対応をとる。

> ! **抜管時にはココに注意！**
> - 操作時に生じる咳嗽で分泌物が気管へ吸引されるのを防ぐため、患者に深呼吸を促して肺が膨らんだ状態（あるいは蘇生バッグ、ジャクソンリース回路で加圧した状態）で抜去を行う。
> - 舌根沈下やいびき様呼吸は、患者が自力で気道確保できていないということになる。舌根沈下があれば、下顎挙上や肩枕、エアウェイ挿入で対応する。
> - 喉頭けいれんは抜管直後に、喉頭浮腫は抜管後1〜2時間に最も多く発症し、8〜12時間はリスクが高い。したがって抜管後は、上気道の狭窄を念頭に置き、呼吸状態を注意深く観察する。
> - 気管チューブの影響でしばらく喉咽頭が正常に機能しないため、抜管後、唾液の誤嚥が起こることもある。一般的には、長期挿管患者は、抜管後6時間禁飲食とし、経過を観察する。
> - 抜管後、病態が許せば、座位または半座位とする。上半身を起こすことで筋緊張がとれ、効果的なガス交換が行えるようになる。
> - 以上のように、抜管後に急激な状態の悪化を招くこともある。状態が安定するまでは、不測の事態に備えて再挿管ができる準備をしておくことも必要である。

1 ケアのポイント

1 抜管時の必要物品
1. 蘇生バッグ(バッグバルブマスク)またはジャクソンリース回路
2. 吸引の準備(口鼻腔用、気管吸引用)
3. 再挿管の準備(気管チューブは、現在の使用サイズと1サイズ細いもの)
4. カフを抜くための10〜20mLシリンジ
5. 各種モニタリング
6. 抜管後の酸素投与物品(事前に医師の指示をあおいでおく)

2 気管チューブ抜去による誤嚥防止のための準備
- 口腔・鼻腔内の分泌物を十分に吸引する。
- カフ上部(声門下)吸引ポートがあれば、吸引しておく。
- 胃管があれば吸引する。
- 満腹でないことを確認する。＊胃管栄養は中断しておく。

3 抜管の介助をする
- 固定テープを剥がす。＊バイトブロックがある場合はそのまま残しておく。
- 蘇生バッグで約30cmH₂Oまで加圧する。
- 加圧したままでカフの空気を抜く。＊同時に、術者が気管チューブを抜去する。

4 抜管後のケア
- ただちに、口鼻腔の分泌物を吸引する。
- 気道狭窄や呼吸困難や、分泌物の貯留がないかを確認する。
- 酸素投与をする。
- 抜管後1〜2時間は、15分ごとに呼吸状態(呼吸数、喘鳴、SpO₂など)を観察・評価する。

3 人工呼吸管理の記録のつけ方

- 各モードの看護記録のつけ方の一例を紹介する。
- 人工呼吸器の設定は、ウィーニング時期を含めて患者の状態に合わせて頻繁に微調整する。患者の状態を推し量る意味でも、人工呼吸の看護記録は、そのときのモード・設定が一目瞭然で、かつ簡潔に表現されていることが必要である。
- 換気モードによって、設定する項目、しない項目と複雑にわかれる。記録に慣れることで、各モードの設定ポイントを再確認してみよう。

> **! 記録ではココに注意**
> - 施設によって使用できる略語や用語が異なる。また、電子カルテを使用している場合もあり、基本は、各施設の基準に準じて記録をする。
> - 人工呼吸器専用チェックシートなど、安全確認・医療事故防止のための点検用紙が別に設けられている場合が多く、勤務交代時や設定変更時にチェックする。
> - しかし、それは、あくまでも点検用紙であり、看護記録ではない。チェックシートなどとは別に、看護記録用紙にも記録として残すことが必要である。

1 人工呼吸器、記録内容の基本

- 機種名、換気モード名、各設定項目、実際の測定値を記載していく。
- 各設定項目の具体的な記載内容としては、最低限、以下の4項目について書けばよい。

> ❶ FiO_2（吸入酸素濃度）
>   ＊ FiO_2 は、すべてに共通する必須設定項目
> ❷ 設定量：**一回換気量（TV）**または**分時換気量（MV）**
>   　　　　　　　　　　　　　　　　　　　　ミニッツボリューム
>   設定圧：**P　C　圧**（またはPS圧）
>   プレッシャーコントロール
> ❸ **換気回数（f）**または**SIMV回数**
> ❹ **PEEP**

- 上記4項目の他に、以下の内容などまで、看護記録として残す場合もある。

> ❺ トリガ感度
> ❻ 呼吸の時間の割り振り（機種により、I：E比、あるいは吸気時間・呼気時間のどちらか）
>   アイイー
> ❼ EIP
>   イーアイピー
> ❽ アラーム設定値

- 実際の測定値の具体的な記載内容としては、PIP/PEEP、
  ピーアイピー
  TV、MV、換気回数、他に SpO_2 を記録する。

2 記録の実例

＊番号は p.63 の記録内容

● 基本に沿って、具体的な記録の例を示す(単位を省略して書く場合)。

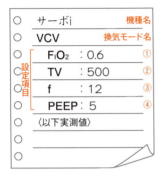

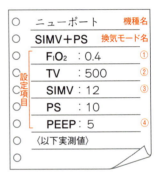

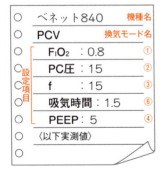

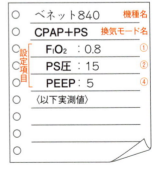

PART 3　人工呼吸管理のツボ

4 アラーム対応マニュアル

- 生命維持装置である人工呼吸器のアラームが鳴るということは、ただちに対処しないと患者の生命が脅かされかねない、ということを意味する。
- ここでは、主なアラームの意味、原因、対策のポイントを解説する。

> **! アラーム対応時の動き方**
>
> **アラーム！　今、何のアラームが鳴ってるの？**
> - モニタ付きの機種の場合：モニタ画面上にアラームメッセージ（アラーム内容）が表示される。
> - モニタ画面がない機種の場合：設定パネル部のアラーム設定ダイヤル（ボタン付近）に、アラームランプがある。アラーム時に点滅（点灯）する。何のアラームか点滅ランプの位置を見ればすぐにわかるように、使用前に確認しておくことが大切。
>
> **アラームが鳴ったらすることは？**
> ①すぐに患者のもとへ
>   - 「消音」はしてもよいが、アラーム原因を確認して対処するまでは、「リセット」はしない。
> ②患者の状態および変化がないかどうかの確認
>   - 患者への声かけ（意識がある場合）
>   - 胸郭の動き・呼吸パターンの変化
>   - バイタルサインの変化（SpO_2、心拍数、血圧）、心電図変化
>   - 皮膚色の変化
>   ＊心停止であれば、ただちに胸骨圧迫を開始し、人を集める。
> ③用手換気装置で換気を実施（換気ができていない場合）
>   ＊用手換気装置＝蘇生バッグ（バッグバルブマスク）、ジャクソンリース回路など
> ④アラームの原因を確認し、原因を除去
> ⑤アラームを「リセット」

1 無呼吸(apnea)アブニアアラーム

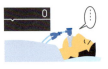

意味 ● 自発呼吸を補助する換気モード(PSV、CPAPなど)において、設定した一定時間、自発呼吸がトリガされない(自発呼吸が出現しない)場合に鳴る。

原因 ① 無呼吸(麻薬・鎮静薬などの影響、過換気後のPaCO$_2$低下、自発呼吸の低下・減少)
② 回路の外れ、事故(自己)抜管

対策 ● まずは原因②を疑って、回路の確認を行う。回路外れなら再接続、事故(自己)抜管ならマスクで用手換気を行いつつ、医師に連絡して再挿管の準備を行う。
● **原因①の場合**：自発呼吸が減少または消失した原因を究明する。
➡ 過換気後のPaCO$_2$低下、自発呼吸の低下が原因なら、用手換気で過換気を避けて自発呼吸の出現を待つか、調節換気CMVまたはSIMVのモードに変更する。
➡ 深すぎる鎮静が原因であれば、鎮静薬(とくに麻薬)は減量する。

2 気道内圧上限アラーム

意味
- 呼吸回路や気道の閉塞などにより、気道内圧が設定値を超えると鳴る。
- これ以上圧が上がると危険だということを示すアラーム。

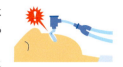

原因
1. ファイティングやバッキング p.130
2. 痰の貯留
3. 回路の閉塞
4. チューブの屈曲

対策
- まずは**原因❶**でないか確認し、解除を試みる。
  ⇒ 原因の多くは痰の貯留なので、気管吸引を行う。
  ⇒ トリガ不良のこともあるので、トリガ感度を調節する。
  ⇒ VCV（ボリュームコントロール）では吸気フロー不足が原因のこともあるので、PCV（プレッシャーコントロール）またはPSV（プレッシャーサポート）への変更を考慮する。
  ⇒ 鎮痛・鎮静不足の場合は投与量を増やす。
- 上記で改善しない場合は、**原因❷〜❹**を疑って、回路の確認を行い、閉塞を解除する。
- なお、気管吸引カテーテルが入らなければ**原因❹**と考え、気管チューブのチェックと再固定を行う。

3 気道内圧下限アラーム

意味
- VCVでは、回路などからのリーク(漏れ)により、気道内圧が、設定値に達しない場合に鳴る。
- このアラームの設定は必須である。

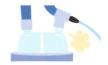

原因
1. 回路外れ
2. 回路のリーク(接続不良、亀裂、破損、部品の紛失、カフ圧の低下や固定の深さなど)
3. 事故(自己)抜管
4. 吸気努力の増加

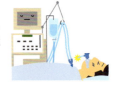

対策
- まずは原因❶〜❸を疑い、回路の各接続部の確認、再接続、回路や部品の交換、気管チューブの位置やカフを確認する。
- 原因❹であれば、吸気流量の増加またはPCV、PSV(プレッシャーサポート)などへ設定変更を考慮する。

4 換気量下限アラーム

意味
- 分時換気量(MV)* または一回換気量(TV)が、下限に達しない場合に鳴る。
- PCV または PSV では、肺の状態の悪化によって換気量が減少するため、**このアラームは必須**である。

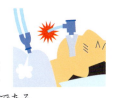

*分時換気量(MV)＝一回換気量(TV)×1分間の換気回数(f)

原因
1. 回路外れ
2. 回路のリーク
3. カフ漏れ
4. 気管チューブ抜けかけ
5. 事故(自己)抜管
6. 自発呼吸の低下
7. 肺の状態の悪化

対策
- まずは**原因①～⑤**を疑って、回路やカフ圧の確認を行い、必要に応じて再接続などの処置を行う。**原因④⑤**の場合には、再挿管が必要となるので、すみやかに医師に報告する。
- **原因⑥⑦**が疑われる場合は、必要に応じて換気設定条件変更を行う。

5 換気量上限アラーム

意味
- 分時換気量(MV)＊または一回換気量(TV)が、上限を超えると鳴る。
- PCVまたはPSVでは、肺の状態の変化によって換気量が変化するため、このアラームは有用である。

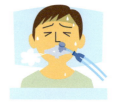

＊分時換気量(MV)＝一回換気量(TV)×1分間の換気回数(f)

原因
1. 努力呼吸の増加、呼吸不全の悪化
2. 疼痛・不穏・興奮・覚醒

対策
- 原因❶であれば、各データで酸素化能などのチェック後、呼吸状態の再評価、設定変更する。
- 原因❷であれば、鎮痛・鎮静方法・程度の変更を考慮する。
- 一部の機種(E200)では、回路外れでこのアラームが鳴る。

6 呼吸数上限アラーム

意味 ● 頻呼吸など呼吸数が上限を越えると鳴る。

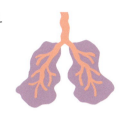

原因
1. 呼吸努力の増加
2. 低酸素血症
3. 疼痛・興奮・覚醒
4. 呼吸筋疲労
5. 見かけ上の頻呼吸

対策
● 原因❶であれば、一回換気量(TV)を確認し、補助換気の場合はサポート圧や換気に関する設定値を変更する。
● 原因❷であれば、F_IO_2やPEEP、一回換気量(TV)やSIMV回数やサポート圧などを上げる。
● 原因❸であれば、鎮痛・鎮静方法・程度の変更を考慮する。
● 原因❹であれば、PSやSIMVを増加、またはA/Cに変更する。
● 原因❺であれば、トリガ感度を下げるか、リークの有無を確認する(自発呼吸がなくても、リークが原因で勝手にトリガされていることがある=オートトリガリング)。

7 電源・ガス圧異常アラーム

意味 ● 電源や配管端末の外れ、電圧・供給ガス圧の低下などで鳴る。

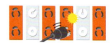

対策 ● 必ず非常用電源か無停電電源に接続する。
● 電源プラグや配管はしっかり接続する。
● 人工呼吸器本体が原因(故障)の場合もある。様子を見ずに、ただちに用手換気に切り換えて、電気や配管や人工呼吸器を管理している部署へ連絡する。
➡ 以下に示すDOPE(ドープ)の「E」に該当する。

! **人工呼吸器使用中、ベッドサイドに必ず用手換気装置を準備!**

- 人工呼吸器本体のトラブル発生時、災害時、移動時、患者の呼吸状態の急変時には、用手換気が必要になる。必ず用手換気装置の準備をして、緊急時、必要時にすぐに使えるようにしておく。
- 酸素供給停止の場合の用手換気では蘇生バッグ(バッグバルブマスク)を使用する。ガス源(酸素)がないとジャクソンリース回路は使えない。

- 呼吸管理・気道系の急変ではDOPEの4つを考えて、ただちに用手換気に切り換える。
  D：チューブ位置異常 ┐ 原因がD・O・Pなら用手換気で
  O：チューブ閉塞   │ 改善しない
  P：気胸   ┘
  E：装置の異常   ] 原因がEなら用手換気で改善する

人工呼吸器編

PART 4
ナースのための人工呼吸ケアの技術

1. 気管挿管に立ち会ったとき
2. 気管吸引による合併症を防ぐケア
3. 口腔ケアの効果的な方法
4. 鎮静・鎮痛の方法
5. 人工呼吸器関連肺炎（VAP）の予防

PART 4 ナースのための人工呼吸ケアの技術

1 気管挿管に立ち会ったとき

- 気道確保には、口腔から挿入する経口気管挿管、鼻腔から挿入する経鼻気管挿管と、手術（または穿刺式）で気管を切開してチューブ（気管切開チューブ）を挿入する気管切開とがある。
- ここでは、迅速かつ容易に挿管できることから、急変時に選択されることが多い「経口気管挿管」を取り上げる。

1 気管挿管の準備

1 必要物品の準備

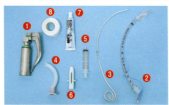

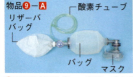

物品❾−Ⓐ
リザーバ
バッグ
酸素チューブ
バッグ
マスク

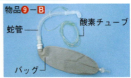

物品❾−Ⓑ
蛇管
酸素チューブ
バッグ

❶喉頭鏡（曲型ブレード付） ❷気管チューブ各サイズ（6.0〜8.0mm）
❸スタイレット ❹エアウェイ ❺10〜20mLシリンジ ❻バイトブロック
❼キシロカイン®ゼリー ❽固定用テープ ❾用手換気装置 Ⓐ蘇生バッグ（バッグバルブマスク）またはⒷジャクソンリース回路

その他 ●聴診器 ●枕（円座） ●吸引用品一式 ●救急カート（鎮痛・鎮静薬 p.97〜ほか救急医療薬品） ●酸素投与装置（流量計など） ●モニタ（心電図、SpO_2、血圧など）

2 実施前の下準備

1 | 喉頭鏡
- 喉頭鏡のブレードをつけて、ライトが明るく点灯することを確認（L字型にすることでランプスイッチが**ON**となる）。

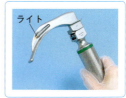
ライト

2 | カフ
- 気管チューブのカフを一度膨らませ、エア漏れがないことを確認し、カフを萎(しぼ)ませておく。
- なお、写真のように水中でカフを膨らませると、エア漏れがわかりやすい。特に、挿管操作を繰り返した場合は有効である。

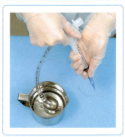

3 | スタイレット
- スタイレットは先を弯曲させて、気管チューブに挿入する。
  手元の部分も適度に曲げ、先端がチューブから出ないようにしておく。
- なお、スタイレットを滅菌水で濡らしておくと、すべりがよくなる。

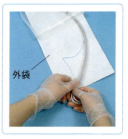
外袋

> **! チューブは清潔に保つ**
> - 気管チューブの準備では、気管チューブの外袋をうまく利用して、チューブを不潔にしない。

1. 気管挿管に立ち会ったとき

3 環境の準備

1 | 部屋

- 吸引や酸素が使用できる病室であることは必須条件である。人工呼吸器を用いる場合もあるため、ある程度のスペースが必要である。
- 場合によっては中央配管の設置された場所へのベッド移動を考慮する。

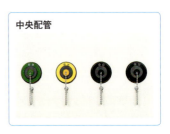

中央配管

2 | ベッド周り

- ベッドの頭側のスペースは、ある程度あける。

> **! 術者は頭側に立つ**
> - 術者が気管挿管しやすい環境を整えることは、スムーズな気管挿管につながり、患者の苦痛も最小限にできる。

- 頭側・両脇のベッド柵を外す。
- ベッドは水平にし、高さを上げておく。
- 救急カートを用意する(気管挿管セット・救急薬品などを常備しておく)。
- 口腔用・気管用の吸引のセットを準備する。

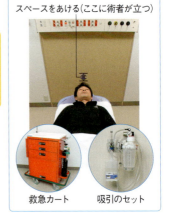

スペースをあける(ここに術者が立つ)

救急カート　　吸引のセット

3 | 患者

- 急変をいち早く察知し対応するために、患者に心電図モニタ、パルスオキシメータ、血圧計などを装着する。輸液ルートも確保しておく。
- 義歯などは、必ず外しておく。

> **!** 「歯」にも注意！
> - 入れ歯、差し歯、ぐらついている歯は、気管挿管時に脱落・誤嚥や気道閉塞を招き、危険！　動揺歯の有無・部位を把握しておく。

- 気管挿管操作の前に、用手換気で十分に酸素投与しておく。適量の鎮静薬を投与しておく。

モニタ類の装着

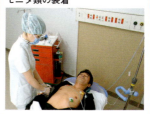

用手換気での酸素投与

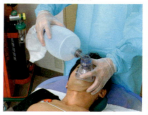

Point! 気管挿管時の吸引物品準備の重要性

気管挿管前の口腔吸引
- 口腔内の分泌物や吐物などを吸引して、術者の視野の妨げを防ぐ。また、気管挿管の刺激で嘔吐する可能性もあり、迅速な吸引対応にて、誤嚥による窒息や肺炎を予防する。

気管挿管後の気管吸引
- 気管挿管したとたんに、気道内分泌物が多量にあふれ出すケースもある。すみやかに吸引して、気管チューブの閉塞を防ぐ必要がある。

2 気道確保の方法の選択

- 経口気管挿管、経鼻気管挿管、気管切開の3つのルートのうち、**第一選択は経口気管挿管**である。
- 経鼻気管挿管では、鼻の粘膜が傷つき、さらに副鼻腔炎併発のリスクが高まる。
- 経鼻気管挿管は、以前よく行われた方法である。利点は、経口気管挿管に比べて、口腔ケアがやりやすい、気管チューブの固定性がよい、といったことのみである。
- 開口障害などのため、やむを得ず経鼻気管挿管を選択した場合にも、長期間になる場合には、気管切開への変更が推奨される。

3 気管チューブの至適サイズと固定位置

- 気管チューブは患者に適したサイズを選択する。

■気管チューブのサイズと固定位置のめやす

性別	チューブサイズ (mm)	固定位置のめやす(cm) 経口(門歯)	固定位置のめやす(cm) 経鼻
成人女性	7.0 ～ 7.5	20 ～ 22	24 ～ 25
成人男性	7.5 ～ 8.0	22 ～ 24	26 ～ 27

4 気管挿管介助のつき方のポイント

● 看護師は術者の操作を理解して介助することが大切である。

1 | スニッフィング・ポジションをとる

● 患者の後頭部の下に枕を入れ、「においをかぐような姿勢=sniffing position」をとれるようにする。
● スニッフィング・ポジションでは、顔全体を平行移動で前方に出す。前屈や後屈とは異なる。

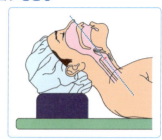

> **Point!** 肩枕は入れない！
> ● スニッフィング・ポジションは口腔と気道が一直線になり、挿管に最も適した姿勢である。
> ● 枕の高さは5〜10cmくらいがよい。
> ● 肩に枕を入れる「肩枕」では、かえって挿管しにくくなるので肩には枕を入れない。

2 | 看護師は術者の右側に立つ

● 喉頭鏡は右利き用の設計であり（左手に持つ）、このあとの手順では、右手で物品のやりとりをすることになる。

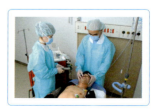

3 | 術者に喉頭鏡を渡す

- 術者が患者の口を開けたら、喉頭鏡を左手に渡す。その際、ブレードの先端を挿入方向に向けて渡す。

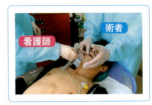

4 | 喉頭展開を補助する

- 喉頭展開が始まったら、患者の右口角や上唇を引き、術者の視野を広げ、口腔内に痰などの貯留の有無を確認し、適宜吸引する。

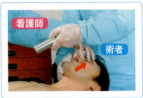

5 | 声門確認を補助する

- 術者が声門を確認しにくいようなら、甲状軟骨の1～2横指下にある甲状輪状軟骨部を軽く押す。この圧排をBURP法*という。

  *BURP(backword, upword, rightword, pressure)：後・上・右方へ圧迫すること

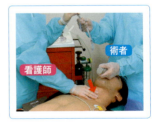

6 | 気管チューブを渡す

- 術者の求めに応じて、スタイレットの入った気管チューブを、入れる向きに合わせて右手に渡す。

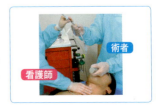

7 | スタイレットを抜く

- 術者が気管チューブの先端を挿入できたら、看護師はスタイレットを抜去する。そのときチューブを手で押さえ、一緒に抜けてしまわないように介助する。

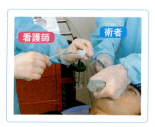

- **バイトブロックが必要な場合**
  術者が喉頭鏡を抜くと同時にバイトブロックを挿入する。

8 | カフに、空気を5〜10mL程度入れる

- カフ圧計を用いたカフ圧調整は、チューブ固定まで終了した後の手順で、確実に行う。

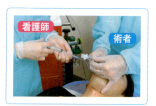

9 | ジャクソンリース回路または蘇生バッグを気管チューブにつなぎ、換気を行う

- この際、下記に従って誤挿管の有無を確認する。
- 片肺挿管や食道挿管の場合には、ただちに入れ直す。

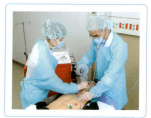

気管挿管の確認手順
1. 視診:吸気にて胸郭が上がるか
2. 5点聴診:❶胃部 ❷右上肺 ❸左上肺 ❹右下肺 ❺左下肺
3. できれば専用の器具(CO_2モニタ、CO_2検知器、食道挿管検知器)での確認

Point! 片肺挿管と食道挿管

「片肺挿管の有無」の確認方法
- 視診で、胸郭が左右同じく上がっているか。
- 聴診❷〜❹すべての位置で、左右差なく呼吸音が聴取できるか。

「食道挿管」でみられる徴候
- バッグを押したときに聴診❶でゴボゴボという音がする、胃が膨らむ。
- バッグの呼気のかえりが悪い。
- 胸部（❷〜❺）で呼吸音を聴取できない。
  ※呼吸音のように聴こえることもある。カプノメータ（CO_2モニタ）での確認が確実とされる。
- 気管チューブが呼気によって、曇らない。

10 | チューブの固定

- 気管に挿管されたことを確認できたら、気管チューブの深さを術者とともに確認し、固定する（気管チューブの固定法 p.84〜87）。

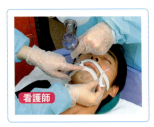

看護師

Point! 気管チューブの深さを必ずチェックする！

- 挿入の深さは個々の体格により異なる。この深さが変わってしまうと、確実な換気ができなくなり危険である。
- 施設の決まりに従って、「口角○cm」または「門歯○cm」と記録を残すか、気管チューブに直接マーキングをする。こうすることで、口腔ケア時やテープを貼り替える際など、正確な深さをいつでも確認・保持できるようになる。

11 | 人工呼吸器に接続
● 人工呼吸器が設定どおり動作していることを確認して接続する。

12 | 人工呼吸器接続後の確認・調整を行う
❶ 各モニタ、バイタルサインの確認（過量の鎮静薬、過換気で血圧は下がりやすい）。
❷ 患者の状態や処置が落ち着いた時点で、カフ圧計にて20～30cmH₂O程度にカフ圧を調整する。
❸ 適量の鎮静薬・麻薬で鎮静状態を得る。

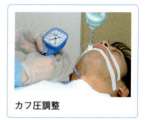
カフ圧調整

> **Point!** カフ注入量（mL）ではなく、カフ圧が重要！
> カフ圧計は人工呼吸器管理では必須である。
> 適切なカフ圧＝20～30cmH₂O

── MEMO ──

5 気管チューブの固定方法

- 気管チューブの固定には、施設ごと、患者の状態ごとに、さまざまな固定法が用いられている。
- 気管チューブの事故(自己)抜管は、直接生命の危機につながるため、確実な固定が求められる。

> **Point! 固定法の共通ポイント**
> - テープの貼り替えは、1日1回は必ず行い、皮膚の観察も継続する。
> - テープは必ず医療用テープを用い、伸縮性と粘着力が強く、皮膚への刺激が少ないものを選択する。
> - 固定位置(深さ)を必ず事前に確認し、深さを管理・保持できるようにする。
> - なるべく上顎に固定する。下顎は可動性があり、口の動きによって剥がれやすく安定性が悪いためである。
> - 皮膚障害の予防として、脆弱な皮膚の場合、皮膚保護材(デュオアクティブ®)などを用いてから固定する。
> - 男性の場合、粘着力が弱まるので、ひげはあらかじめ剃る。
> - 粘着力強化剤(安息香酸チンキ)にて、固定部の皮膚を拭いてからテープを貼る方法もある。
> - 一方の口角へ寄せて固定する方法では、口角に潰瘍形成しやすい。圧迫を避けての固定と、毎回左右の位置を変えての固定が重要である。
> - 気管チューブを噛んでしまうような状態であれば、閉塞・トラブル予防でバイトブロックを使用する。

1 一般的な固定のしかた

● 基本手順とポイントを示す。

① 1本目のテープ(→)の端を頬部〜上顎部に貼り、気管チューブに1周巻き付けたあと、その先を下唇側に貼る。

② もう1本のテープ(→)の端を、反対側の頬部〜上顎部に貼り、気管チューブに1〜2周巻き付けてから下唇側に貼っていく。

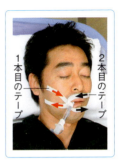

2 バイトブロックを使用する場合

● バイトブロックは、凹みに気管チューブが納まるようにして気管チューブ脇に挿入する。
● 上記の手順に加えて、1本目のテープを気管チューブに1周巻き付けた後にバイトブロックを入れて、2周目で気管チューブとバイトブロックとを一緒に巻き付けて固定する。
● もう1本のテープを巻くときには、最初のテープを巻いたその上から、合わせて1〜2周巻き付けて固定する。

■ バイトブロック使用時の固定法(例)

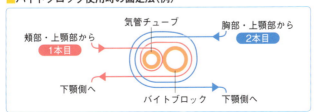

1. 気管挿管に立ち会ったとき

3 細めのテープをそのまま使用する例とその特徴

a｜上下左右の4方向の固定

- しっかり固定できる。
- 下顎の動きが激しい場合には剥がれやすく不向き。
- 口角に潰瘍形成しやすい。

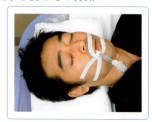

b｜上顎2方向の4面の固定

- 開口しやすく、口腔ケアが行いやすい。

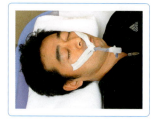

4 太めのテープを加工して使用する例とその特徴

a｜3面で固定

- しっかり固定できる。
- 口角に潰瘍形成しやすい。

テープの加工法

片側に切り込みを入れる

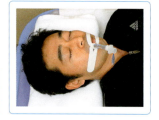

b | 1面で固定

- 下顎の動きに影響されない。
- テープの"浮き"ができにくく、剥がれにくい。
- 皮膚障害が著しい場合には適さない。

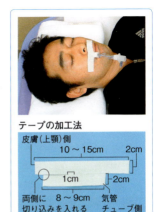

テープの加工法

5 固定用具（チューブホルダ）を使用した例とその特徴

- 医療用テープによる固定のほか、現在ではさまざまな固定用具が販売されている。
- 固定用具は以下のような特徴がある。
  1. 既製品であり、テープなどをカットする必要がない。
  2. 装着が容易。
  3. ネックバンドがゆるむと、事故（自己）抜管のリスクが出る。

挿管チューブ固定ホルダー スタビロック（メディカルプロジェクト）

トーマス チューブ ホルダー（レールダル メディカル ジャパン）

バイトブロック付気管チューブホルダ（コヴィディエン ジャパン）

アンカーファスト（ホリスター）

PART 4 ナースのための人工呼吸ケアの技術

2 気管吸引による合併症を防ぐケア

- 気管挿管下にある患者は、気管チューブによって気管上皮細胞の線毛（せんもう）運動が障害されて、自力での痰排出能が低下している。
- 気道内分泌物の除去を目的とした気管吸引は、挿管患者に必要不可欠なケアであり、看護師が日常的に行うケアでもある。
- 気をつけなければならない合併症やリスクもあり、それを十分理解した上で実施しなければならない。
- 気管吸引には、**開放式吸引**と**閉鎖式吸引**がある。近年では、大気に開放されずに、補助換気を行いながら実施できる閉鎖式吸引が選択されることが増えてきている。学会ガイドライン[※]も、閉鎖式吸引を推奨している。

■吸引による合併症

1. 感染
2. 不整脈・心停止
3. 低酸素血症
4. 無気肺
5. 徐脈
6. 気道粘膜の損傷、気道外傷
7. 咳嗽（がいそう）
8. 気管支けいれん（喘息）
9. 頭蓋内圧亢進・脳内出血
10. 異常高血圧
11. 嘔吐
12. 気胸

〈文献〉
※日本呼吸療法医学会：気管吸引ガイドライン2013（成人で人工気道を有する患者のための）．人工呼吸 2013；30：75-91．学会ホームページで公開されている（http://square.umin.ac.jp/jrcm/pdf/kikanguideline2013.pdf［2016.8.23アクセス］）．

1 気管吸引の基本的手順 共:共通 開:開放式 閉:閉鎖式

1 吸引の必要性をアセスメントする 共

- 効果的な吸引のためには、適切な加湿、効果的な咳嗽、体位ドレナージなどの呼吸理学療法により、末梢の分泌物を中枢へ移動させた後で、吸引する。
- 聴診所見や人工呼吸器の患者データなどからアセスメントし、必要と判断される場合にのみ行い、無駄な吸引操作を減らすべきである。

気管吸引が必要なとき

1. チューブ内に明らかに痰貯留があるとき
2. 気管分岐部(胸骨角付近)で、聴診では連続性ラ音、触診ではガス移動に伴う振動があるとき
3. グラフィックモニタの波形変化(ノコギリ状)、気道内圧上昇があるとき

2 手洗いをする 共

- 手洗い、または速乾性擦式アルコール製剤にて手指消毒をする。

3 吸引前の酸素化を行う 共

- 100%酸素投与、または用手換気装置にて換気する。

4 吸引ホースにつなぐ 開

- 吸引カテーテルの外装を口の部分だけ開封し、吸引ホースにあらかじめつなげておく。

5 吸引圧を設定する 　共

- 吸引圧を120～150mmHg（16～20kPa）程度に設定する。
  * kPa（キロパスカル）：圧力単位

6 口腔・カフ上部吸引を行う 　閉

- 閉鎖式吸引の場合、口腔吸引を行う。カフ上部（声門下）吸引ポートがあるチューブの場合は、カフ上部吸引も行う。

7 手袋を装着する 　共

- 開放式吸引の場合は滅菌手袋、閉鎖式吸引の場合は未滅菌手袋を装着する。

8 吸引を行う
開放式の場合 　開

- 吸引カテーテルの外装を外し、気管チューブに挿入して吸引する。
- 示指と母指で吸引カテーテルの根元を保持すると、**on/off**をコントロールしやすい。その他の指で気管チューブを保持する。

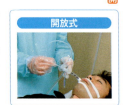

開放式

閉鎖式の場合 ＊メーカーにより多少異なる 　閉

- コネクティングチューブを接続した吸引コントロールバルブを180度回して開き、吸引カテーテルを挿入する。
- 気管チューブとL字型コネクタの接続部を保持し、スリーブをたぐるようにして吸引カテーテルを進める。

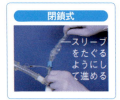

閉鎖式
スリーブをたぐるようにして進める

- 吸引終了後、洗浄液を注入してカテーテル内腔を洗浄後、バルブを180度回転してロックする。

9 人工呼吸器回路に再接続し、吸引カテーテルを破棄する 開

- 患者状態の観察をする。
- 吸引カテーテルは、外した手袋に丸め込むなどして破棄する。

2 吸引による合併症 ❶：低酸素血症、無気肺

- 開放式気管吸引では、回路を外すため、その時点で気道は大気圧に開放され、PEEP(ピープ)が消失する。
- 吸引開始により、さらに肺容量は減少し、**酸素飽和度（SpO₂）の低下**をきたす。
- 回路の再接続で、人工呼吸器の気道内圧と一回換気量（TV タイダルボリューム）は設定条件に戻るが、一度虚脱した肺胞は、高い圧をかけないと再膨張しにくく、無気肺の原因となる。

> **Point!** 吸引前後の酸素化
> - 虚脱した肺胞の改善や気道内分泌物の移動を目的として、吸引前後に人工呼吸器の「100％ O₂モード機能」や「深呼吸機能」などを利用して、100％酸素を投与する。
> - 吸引前後の酸素化は、上記の人工呼吸器の機能を用いることが望ましいが、用手換気を行う場合には、過度の圧力を加えると肺損傷のリスクが高まるため、十分にトレーニングを積んだ看護師が、用手換気装置を用いて、患者の呼吸パターンに合わせて行う。
> - 高いPEEP(ピープ)・高いFiO₂(エフアイオーツー)の場合は、低酸素血症を予防するために閉鎖式吸引のほうがよい。
> - 吸引の途中で酸素飽和度低下を認めたら、ただちに吸引を中止し、人工呼吸器または用手換気で、酸素化を図る。

3 吸引による合併症 ❷：不整脈、徐脈

- 吸引操作の迷走神経刺激による合併症である。
- 場合によっては心停止に至ることもある。
- 心電図モニタやパルスオキシメータを確認しながら素早く実施する。

4 吸引による合併症 ❸：気道粘膜の損傷、気道外傷

- 吸引は盲目的な手技であり、気道粘膜損傷などの危険を伴う。
- 習慣的、もしくはむやみに高圧で吸引することは避ける。
- **吸引時間**：長くとも 10 〜 15 秒。
- **安全な吸引圧**：150mmHg（20kPa）程度まで。
- **吸引カテーテルのサイズ**：気管チューブ内径の1/2以下。
- **吸引カテーテル挿入長**：気管チューブ長＋2 〜 3cm程度（目盛りのついたカテーテルを使用するのがよい）。
- 気管チューブの先端を超える位置まで挿入し、さらに気管分岐部あたりまでゆっくり進め、分岐部には当たらないようにして、吸引をかける。

吸引カテーテルのサイズ

気管チューブの太さ（内径）	対応する吸引カテーテルの太さとカラーコード	
6.5 mm	8 Fr	薄青
7.0 mm	10 Fr	黒
7.5 mm	10 Fr	黒
8.0 mm	12 Fr	白
8.5 mm	12 Fr	白

吸引カテーテルの外径が気管チューブの内径の1/2を超えない組み合わせにすること。

- 肺水腫で、泡沫痰が吹き出すような状況では、気管吸引しない（PEEPが有効）。

5 吸引による合併症 ❹：感染

- 気管・気管支は清潔に保持しなければならない。
- 気管吸引の操作は、清潔操作が求められる。
- 不潔操作は、肺炎の原因になりうる。

■感染予防のポイント
- 滅菌ディスポーザブル手袋を使用する
- 滅菌ディスポーザブルの吸引カテーテルを使用し、再使用はしない
- 気管吸引は清潔操作、無菌的に実施する
- 口腔内吸引も確実に実施する
- 口腔鼻腔用・気管内用の吸引カテーテルを区別する
- 口腔ケアにて、口腔内の清潔保持に努める
- 気管チューブ、気管切開チューブのカフ上部の吸引は、VAP予防に効果的とされる

* 施設によっては、マスク、ディスポーザブルエプロンの装着も義務づけられている。

* 吸引カテーテルに触れない利き手でないほうの手の手袋は、滅菌である必要はないが、開放式吸引においては分泌物飛散の可能性があるため、未滅菌でよいから手袋装着を奨励する。

- 人工呼吸管理中、48時間以内に発症する肺炎を人工呼吸器関連肺炎（ventilator associated pneumonia：VAP）という p.101。

3 口腔ケアの効果的な方法

- 経口気管挿管によって開口状態が続くと、唾液分泌の低下も伴うことが多いため、口腔内が乾燥する。また、唾液の減少により自浄機能が低下し、菌の増殖が起きやすくなっている。
- 誤嚥性肺炎やVAP(人工呼吸器関連肺炎)の予防のためにも、口腔ケアは必要不可欠である。
- 定期的な口腔内洗浄は、細菌の気管への流入を減少させるとされている。
- 口腔ケアは、口腔内の観察をするよい機会でもある。
- 生理食塩液で洗浄するだけでも細菌数を減らすことはできるが、口腔内の細菌数は、約6時間で元に戻ってしまうとされ、最低でも1日に4回はケアを行う必要があるといえる。
- 人工呼吸器装着中の口腔ケアのための物品を下記に示す。
- 経口気管挿管患者特有の口腔ケアの手順やポイントを4つの視点から示していく。

■人工呼吸器装着中の口腔ケアの必要物品

1. 歯ブラシ
2. 口腔用スポンジブラシ
3. ガーグルベースン
4. 流し用の水
5. カテーテルチップ
6. 口腔用保湿剤
   (ここではオーラルバランス®)
7. 気管チューブ固定用テープ
8. バイトブロック
9. ディスポーザブル手袋
10. カフ圧計
11. 吸引物品一式
12. 顔用清拭タオル

1 事故(自己)抜管予防

- ケア時には気管チューブの固定を一時的に外すことになる。事故(自己)抜管予防のためにも、必要物品をしっかり準備してからケアに入り、途中でその場から離れることのないように努める。
- 看護師は、なるべく2人体制でケアを行う。
- 気管チューブの深さを事前に確認しておく。

2 誤嚥予防

- 口腔ケアは、嘔吐を誘発する場合がある。嘔吐は誤嚥のリスクを高める。経管栄養の投与などがある場合には、必ず投与前に、ケアを実施する。また、胃管が入っている場合には、ケア前に吸引しておく。
- 垂れ込み・誤嚥を予防するため、ケア実施前後にカフ圧計を用いてカフ圧のチェックをする。
- 特に、口腔内を洗い流すときには、患者の顔はなるべく横に向けて実施する。
- 患者自身がガーグルベースン等に吐き出すことが困難な場合が多い。吸引を併用しながら実施し、誤嚥を予防する。

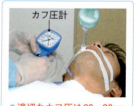

- 適切なカフ圧は20〜30cm H_2O である

3 洗浄法、物品などの工夫

- 洗浄液は、ポビドンヨード含嗽液（イソジン®ガーグル）の希釈液、生理食塩液、水道水などさまざまである。ポビドンヨードは口腔内の乾燥を助長するため、注意して用いる。
- 舌苔をしっかり除去する。しつこい舌苔は、オキシドール希釈液を用いて、口腔用スポンジブラシや綿球でこする。舌苔除去専用のタンブラシを活用してもよい。
- 口腔内を洗い流すときは、吸い飲みやカテーテルチップの先に約10cmに切った吸引カテーテルをつけたものなどを利用してもよい。
- 口腔用の保湿剤（オーラルバランス®など）でケア前に湿潤させておくと、ケアしやすくなる。

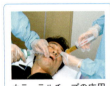

カテーテルチップの応用

4 その他のポイント

- 気管チューブの固定テープを外す前に、固定されていない側の口腔ケアを行う。その後、テープを外して気管チューブの位置を変え、反対側の口腔ケアをを行う（固定法 ▶p.84～87）。
- 固定テープを剥がした際には、顔の清拭も行う。
- 口唇、口角圧迫による潰瘍を予防するため、ケアごとに気管チューブの位置をずらして固定する。
- 歯、歯根、舌だけでなく、口蓋や気管チューブにも汚れが付着するので、しっかりブラッシングする。
- 口腔（潰瘍など）、歯牙（脱落、動揺など）の状態を観察する。
- パルスオキシメータなど、モニタ類のチェックを欠かさない。

PART 4　ナースのための人工呼吸ケアの技術

4 鎮静・鎮痛の方法

- 人工呼吸管理下で患者は、ストレスに満ちた状態になる。
- 痛みがある場合には、鎮痛薬投与を第一とする。
- 適切な鎮痛・鎮静により、苦痛やストレスの軽減を図る。

1 人工呼吸管理中の鎮痛

- 鎮痛薬の代表である麻薬は、鎮静作用ももち、人工呼吸中は鎮静・鎮痛効果を期待して使用される場合も多い。

■鎮痛の利点

- 体動・深呼吸・咳が容易にできるようになり、肺合併症が減少する
- 痛みによる血圧上昇・頻脈の頻度が減少する
- 鎮静薬の必要量が減少する

- 一般に、気管挿管だけでも疼痛がある。痛みが強い患者に対しては、まず鎮痛薬を投与する。

1 鎮痛薬

- 人工呼吸管理中の鎮痛は、オピオイド持続静注が基本である。
  - フェンタニル：20 〜 50μg(0.02 〜 0.05mg)/時間
    *フェンタニルは、循環動態が不安定な場合に好ましい
  - モルヒネ：1 〜 3mg/時間
  - ブプレノルフィン：15 〜 40μg(0.015 〜 0.04mg)/時間
- 外傷、術後などでは、硬膜外鎮痛法も有効である。

2 鎮痛の評価

- 適切な疼痛の評価は必要だが、人工呼吸管理中には難しい。

- 表情や体動、呼吸状態などの痛み行動などの評価が必要である。頻脈、高血圧、流涙、発汗などだけで評価するのは不適切である。
- 看護師は、経時的変化を観察し、総合的に評価することが重要である。

2 人工呼吸管理中の鎮静

- 鎮静薬は、抗不安や睡眠・健忘作用を期待して投与する。
- 鎮痛薬とは区別して使用する(痛み反応に対しては鎮痛薬を投与する。鎮静薬で鎮痛は得られない)。

■鎮静の意義

- 気管チューブや陽圧換気による不快感を軽減する
- 生命が危険な状態にあるという恐怖感を和らげる
- 肺理学療法、気管吸引、種々の侵襲的処置、一般看護を円滑に行う
- 人工呼吸器との不同調を緩和する
- 血圧上昇や頻脈などのストレス反応を抑制する*

行岡秀和:鎮静薬・筋弛緩薬. 救急医学 2000;24:1048. より引用
*心筋虚血を防ぐことができる

1 鎮静薬

- 人工呼吸管理中の鎮静では、主にプロポフォール(ディプリバン®、1%プロポフォール)持続静注、デクスメデトミジン(プレセデックス®)、ミダゾラム(ドルミカム®)投与を行う。

2 鎮静の評価

- 鎮静スケールとしては、RASS(p.100表)が一般的である。
- 人工呼吸管理では、RASS 0〜-2を目標にして鎮静を行う。

■人工呼吸管理中の鎮静薬

	作 用	副作用	その他
プロポフォール持続静注 0.5〜3mg/kg/時間	●中枢神経系を抑制し、抗けいれん作用、脳圧亢進時の脳圧降下作用がある ●鎮痛作用はない	●血圧低下や徐脈 ●大量投与では、高トリグリセリド血症	●作用時間が短く調節性に優れる ●蓄積作用がなく覚醒がすみやか ●鎮静の質がよい ●溶液は脂肪製剤なので、とくに清潔操作に徹する ●小児には禁忌
デクスメデトミジン持続静注 0.2〜0.7μg/kg/時間	●交感神経反応を抑制 ●鎮痛作用(弱い)もある ●呼吸抑制は少ない	●血圧低下や徐脈	●ウィーニング時に有用で、抜管後も継続投与可 ●鎮静の質がよく、せん妄の発症が少ない ●初期負荷投与は行わない方が安全
ミダゾラム持続静注 0.01〜0.3mg/kg/時間	●催眠、抗不安、健忘、抗てんかんなど ●鎮痛作用はない	●呼吸抑制 ●錯乱、興奮 ●循環動態への影響が少ないとされるが、脱水があれば低血圧を起こす	●半減期が2時間だが、他よりは長い ●長期投与では効果が遷延する ●せん妄の頻度が高い

3 鎮静レベルの調節

- 人工呼吸管理の段階に合わせて、鎮静レベルを適宜調節する必要がある。
- 調節換気(CMV)では、自発呼吸の抑制効果を期待して鎮静レベルを深くすることもある。
- 部分的補助換気(SIMVやPSVなど)では、鎮静レベルをあまり深くせず、自発呼吸がしっかりトリガされるようにする。

■Richmond Agitation-Sedation Scale (RASS)

スコア	状態	臨床症状
+4	闘争的、好戦的	明らかに好戦的、暴力的、医療スタッフに対する差し迫った危険がある
+3	非常に興奮した過度の不穏状態	攻撃的、チューブ類またはカテーテル類を自己抜去する
+2	興奮した不穏状態	頻繁に非意図的な体動があり、人工呼吸器に抵抗性を示しファイティングが起こる
+1	落ち着きのない不安状態	不安で絶えずそわそわしている、しかし動きは攻撃的でも活発でもない
0	覚醒、静穏状態	意識清明で落ち着いている
−1	傾眠状態	完全に清明ではないが、呼びかけに10秒以上の開眼およびアイコンタクトで応答する
−2	軽い鎮静状態	呼びかけに開眼し10秒未満のアイコンタクトで応答する
−3	中等度鎮静状態	呼びかけに体動または開眼で応答するが、アイコンタクトなし
−4	深い鎮静状態	呼びかけに無反応、しかし身体刺激で体動または開眼する
−5	昏睡	呼びかけにも身体刺激にも無反応

Sessler CN, Gosnell MS, Grap MJ, et al. The Richmond Agitation-Sedation Scale: validity and reliability in adult intensive care unit patients. *Am J Respir Crit Care Med*. 2002;166(10):1338-44.

- 抜管前は、プロポフォールなら20〜30分前に中止する。
- デクスメデトミジンは中止せず、そのまま抜管が可能。また、抜管後も継続投与可能だが、注意深い観察が必要である。
- 人工呼吸器離脱を考え、毎日、鎮静薬の減量・終了の可否を評価する。
- 呼吸・全身の状態が改善したら、鎮静薬を中断して「自発覚醒トライアル(SAT)」を実施する※。

〈文献〉
※日本集中治療医学会, 日本呼吸療法医学会, 日本クリティカルケア看護学会:3学会合同人工呼吸器離脱プロトコール. http://www.jsicm.org/pdf/koyuki_ridatsu1503b.pdf [2016.8.30アクセス].

5 人工呼吸器関連肺炎（VAP）の予防

- 気管挿管・人工呼吸管理の開始前にはなく、48時間以降に発症した肺炎をVAP（ventilator associated pneumonia：人工呼吸器関連肺炎）という。
- VAPは細菌が気道に侵入することで起こるが、その主な要因は「気管チューブカフと気管壁との隙間から口腔内・咽頭喉頭部の細菌や汚染された分泌物が垂れ込むこと」である（矢印⬇）。
- カフが膨らんでいても、完全に垂れ込みを防止することはできない。
- 垂れ込み防止の予防策の1つとして、カフ上部（声門下）吸引がある。

■ VAPの要因

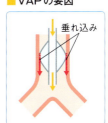

1 VAP予防のポイント

1. 人工呼吸日数が増えるほど、VAP発症は増加する。
2. VAP予防では、感染対策のほか、人工呼吸期間の短縮に努めることが重要である。
3. 単一の予防策ではなく、複数の対策をセットで行うこと（バンドルケア）が、VAP予防には効果的である。

■ VAPバンドル※

1. 手指消毒を確実に実施する。
2. 人工呼吸器回路を頻回に交換しない。
3. 適切な鎮静・鎮痛をはかる。特に過鎮静を避ける。
4. 人工呼吸器からの離脱ができるかどうか、毎日評価する。
5. 人工呼吸中の患者を仰臥位で管理しない。

※VAPバンドルは、日本集中治療医学会のホームページに公表されている。

2 VAPバンドルの実際

1 手指消毒を確実に実施する
- 石鹸と流水、アルコールを用いて、「5つの場面」で実践する。
    - ＊5つの場面：①患者への接触前、②清潔操作の前、③血液・体液に曝露された恐れのあるとき、④患者への接触後、⑤患者周囲・環境への接触後。
    - ＊呼吸回路に触れる前後にも手指消毒を実施すること。

2 人工呼吸器回路を頻回に交換しない
- 回路は、破損・汚染がなければ7日以内に交換しない。
    - ＊回路交換（＝回路の開放）を行うと、回路内腔を通じて下気道が汚染され、VAP発生率が高まる。
    - ＊回路内の水滴貯留の除去は、発見時または体位変換時に、無菌的に実施する。

3 適切な鎮静・鎮痛をはかる。特に過鎮静を避ける
- 過鎮静を避け、RASS −3（または −2）〜0を目標とし、筋弛緩薬は使用しない p.100 。
    - ＊過鎮静は人工呼吸管理の期間を延長させる。
    - ＊RASSの評価は、1日数回実施し、きちんと記録に残す。

4 人工呼吸器からの離脱ができるかどうか、毎日評価する
- 呼吸不全の原因が改善したら、SBT（自発呼吸トライアル p.59 ）を行う。
    - ＊SBTが実施可能か（＝人工呼吸器から離脱できそうか）の評価は、1日1回実施する。

5 人工呼吸中の患者を仰臥位で管理しない
- ケア・処置以外は原則として頭部を30度以上の角度に挙上し、胃内容の逆流を防ぐ。
    - ＊仰臥位の場合、胃内容物が口腔・咽頭に逆流することで、VAP発生率が高まる。

〈文献〉
※日本集中治療医学会：人工呼吸関連肺炎予防バンドル2010改訂版（略：VAPバンドル）．
http://www.jsicm.org/pdf/2010VAP.pdf［2016.8.23アクセス］．

NPPV編

PART 5
NPPVの管理とケア

1. NPPV装置の構造
2. NPPVのモード
3. NPPV管理のツボ

PART 5　NPPVの管理とケア

1 NPPV装置の構造：「NPPV準備して」と言われても慌てない

1 早わかりNPPV回路

- NPPVは、マスクで換気を行う人工呼吸である。
- NPPVで用いる機器には、「専用機」と「汎用機」がある。汎用機とは、一般の人工呼吸器のうち、NPPVに対応可能な機種のことを指す。
  - **専用機**：1本回路(吸気側のみ)である。呼気は、呼気ポート(あるいはマスクの呼気弁)から排出される。
  - **汎用機**：基本的に通常の人工呼吸器と同様、2本回路(吸気側と呼気側)である p.2~3 。ただし、Carina®は汎用機だが1本回路である。
- この章では、臨床でよく使用する「V60ベンチレータ」「BiPAPビジョン」を中心に解説する。

■ 専用機：圧チューブあり(加温加湿器使用)

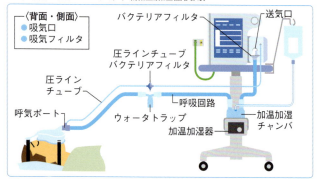

104　PART 5　NPPVの管理とケア

2 NPPV専用機・各部の名称

1 吸気アウトレット（送気口）
- 呼吸回路を接続するポート。回路は1本なので、回路接続口は1か所である。

2 大気取込口と吸気フィルタ（エアインレットフィルタ）
- 取り込んだ室内空気から塵埃や細菌などを除去するフィルタ（本体側面、機器の内部にある）。

3 バクテリアフィルタ
- ガス内の塵埃や細菌・異物を除去し、ガスの汚染を防ぐフィルタ。送気口に接続する。

4 圧ラインチューブ（プロキシマルチューブ、気道内圧チューブ）
- ガスの「機器側の圧」と「患者側の圧」を測定・比較することで、機器圧の調整を行う部分。

5 呼気ポート（リークバルブ）
- 患者の呼気を排出する部分（呼気ポート付マスクを使用する場合は不要）。

3 NPPV回路の組み立て方 　ディ ディスポ　リ リユース

1 加温加湿器をセットする 　ディ リ
- 人工呼吸器と同様に、加温加湿器にチャンバを取り付け、蒸留水をセットする p.11 。
- 酸素濃度21%（空気）のときや気道の乾燥がないときには、加温加湿器を使用しない。なお、人工鼻は使用できない。

2 回路を接続する

1｜バクテリアフィルタをセットし、加温加湿器とウォータトラップを組み込む 　リ
- バクテリアフィルタは送気口に取り付ける。
- 加温加湿器を使う場合、呼吸回路は3本使用する。
  - バクテリアフィルタと加温加湿器のチャンバを接続
  - チャンバとウォータトラップを接続 p.13
  - マスクに接続する回路をウォータトラップと接続
- 専用回路の場合、すべてのパーツがセットになってパッケージに入っている。

2｜呼気ポートと圧ラインチューブを接続する 　リ
- 回路の先端（マスク側）に呼気ポートを取り付け、圧ラインチューブの先端を圧ラインポートに接続する。

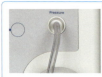

* Carina®の場合は、圧ラインチューブがないため、呼吸回路先端にリークバルブを接続するだけでよい。
* V60ベンチレータで呼気ポートを接続しない場合には、マスクの圧ラインポートに圧ラインチューブを接続する。

3 電源・医療ガス配管端末と接続する p.16
- 人工呼吸器と同様に、コンセントは非常用電源(緑または赤色)に接続する。
- 耐圧ホースを酸素(緑色)の配管に接続する。

4 電源を入れる
- 主電源が前面にあるタイプ(V60ベンチレータ)と、背面にあるタイプ(BiPAPビジョン、Carina®)がある。

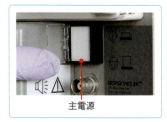
主電源

MEMO

5 マスクと呼気ポートの設定をする（V60ベンチレータのみ）

- メニュー から マスク/ポート を選択する。
- マスクのリーク記号と同じものを選択・確定する。
    - ET/Trach ……… 気管挿管・気管切開チューブ
    - 1 …………………… Performa Trak（パフォーマトラック）
    - 2 …………………… Perfor MAX（パフォーマックス）
    - 4 …………………… Total Face Mask（トータルフェイスマスク）
    - その他 ………… リーク記号なし（Comfort Full（コンフォートフル）など）
- 使用する呼気ポートを選択・確定する。
    - Wisper Swivel …ウィスパースィベル呼気ポート
    - DEP ……………… ディスポーザブル呼気ポート
    - PEV ……………… プラトー呼気バルブ
    - その他 ………… 上記以外
    - なし ……………… 呼気ポート付マスク使用時

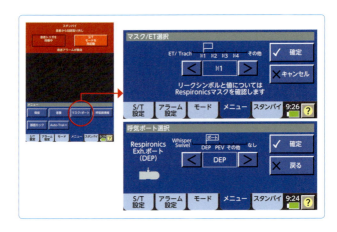

6 呼気ポートテストを行う(Carina® 以外)

- **BiPAP ビジョンの場合**：`Test Exh Port` を選択してから呼気ポートの先を塞いで `Start Test` を押す。`TEST COMPLETE` と表示されたら呼気ポートテスト完了。`MONITORING` ボタンを押して換気を開始する。

- **V60ベンチレータの場合**：呼気ポートの先を塞いでから `テストを開始` にタッチ。画面が切り替わったら呼気ポートテスト完了。`換気を開始` にタッチして換気を開始する。

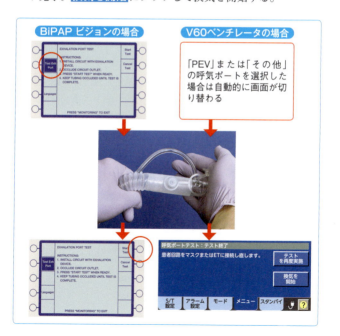

「PEV」または「その他」の呼気ポートを選択した場合は自動的に画面が切り替わる

PART 5 NPPVの管理とケア

2 NPPVのモード：これだけは知っておきたい

1 モードの意味：代表的な4つの換気モード

- NPPVも人工呼吸器である。つまり、肺内にガスを押し込んで換気させるため、吸気時は陽圧になるのは、人工呼吸器と同じである p.20。
- 換気様式は、一部の特別なモードを除き、基本的には従圧式である。すなわち、PSV(プレッシャーサポート)やPCV(プレッシャーコントロール)と同様である。
- NPPVのモード名も、人工呼吸器と同様、機種によって異なる場合がある。ただし、NPPVで理解しなければならないモードは限られている。現在、主流となっている基本的な換気モードは、CPAP(シーパップ)、S/T(エスティー)の2つ。この2つを覚えておけば対応できる。
- ここでは、上記の2つのモードに加え、知っておくと役に立つPCV(ピーシーブイ)、VAPS(バップス)を加えた4つについて解説する。

■ NPPVによる呼吸サポートのしくみ

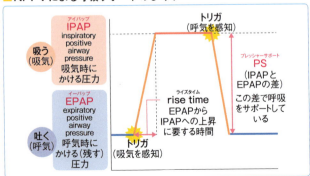

1 CPAP（シーパップ）

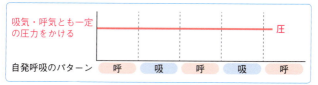

- 常に圧をかけ続けて、気道内圧を一定に保つモードである。
  - **吸気**：患者の吸気努力（吸うスピード）に合わせた量のガスが、器械から送られる。
  - **呼気**：患者の呼気量に合わせて器械が送るガスを調節する。
- 急性期では、低酸素による呼吸不全（Ⅰ型呼吸不全）に使用することが多い。ガイドライン※では「急性心原性肺水腫に対してはCPAPを第一選択とすべき」とされている。すなわち、$PaCO_2$を下げる必要がないときに適応となる。

1｜CPAPの実際

設定	●CPAP値（CPAP）、酸素濃度（O_2）、付加機能（C-Flex）の3項目を設定 ●通常はCPAP圧4〜5から開始し、患者状況を見ながら上げていく
特徴	●グラフィック画面では、圧波形が一本線になる ●患者の自発呼吸に関係なく、常に圧をかけ続ける ●他のモードに比べて圧迫感が生じにくい

2｜CPAPの利点・注意点・観察ポイント

- 換気補助の効果はないため、自発呼吸が減弱・消失した場合は、バックアップ換気機能が作動しないことに注意する。
- 呼気抵抗感（吸気から呼気に切り替わる瞬間の違和感）を感じ、「息を吐きにくい」と訴える患者には、意識して吐くのではなく、自然にまかせて吐くよう指導する。この違和感は、付加機能（**C-Flex**シーフレックス）で軽減できる場合もある。

2 S/T（エスティー） 臨床で最もよく使われている

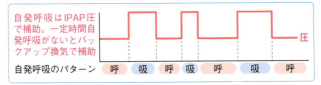

- 自発呼吸の有無にかかわらず換気を補助するモード。
- 急性期では、高二酸化炭素血症による呼吸不全（Ⅱ型呼吸不全）に使用することが多い。ガイドライン※ではCOPD急性増悪に対する使用を推奨している。

1 | S/Tの実際

設定	吸気圧（IPAP）、呼吸回数（Rate）、設定された吸気時間（I-Time）、吸気圧を上昇させる速度（Rise）、呼気圧（EPAP）、酸素濃度（O_2）の6項目を設定
特徴	● 自発呼吸があるときは、患者の吸気に合わせ、設定された吸気圧（IPAP）まで送気して換気を補助する。そのため、吸気時間は患者の呼吸パターンに沿って決まる ● 自発呼吸がないときは、サポート圧（IPAPとEPAPの差）を強制的に送気して換気させる。その際、吸気から呼気へ切り替わるタイミングを規定するのが、設定された吸気時間（I-Time）である

2 | S/Tの利点・注意点・観察ポイント

- ファイティングは生じにくい。しかし、ファイティングが出現したときは、ライズタイム（Rise）を調整する。
  - **患者が吸気時に圧迫感を訴えた**：ライズタイムが短すぎる
  - **患者が吸気不足を訴えた**：ライズタイムが長すぎる
- COPD増悪期や喘息など「呼気を吐ききれない」患者ではミストリガ（吸気をトリガできない）が起こりうる。この場合、トリガが改善するEPAP値へ調節するが、過剰なEPAPは肺の過膨張を悪化させるため、設定変更時は十分に注意する。

3 PCV(ピーシーブイ)　　　V60ベンチレータのみに搭載

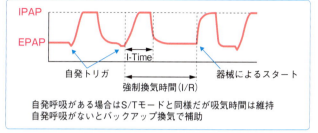

自発呼吸がある場合はS/Tモードと同様だが吸気時間は維持
自発呼吸がないとバックアップ換気で補助

- 人工呼吸器のPCVと同様、圧を指標として換気する強制換気である。

1 | PCVの実際

設定	● 吸気圧(IPAP)、呼吸回数(Rate)、設定された吸気時間(I-Time)、吸気圧を上昇させる速度(Rise)、呼気圧(EPAP)、酸素濃度(O_2)、付加機能(Ramp)の7項目を設定 ● 通常、Rampはoffでよい(下記参照)
特徴	● 自発呼吸があるときは、患者の吸気に合わせて、あらかじめ設定された吸気圧(IPAP)までガスを送気して換気を補助する。ただし、吸気から呼気へ切り替わるタイミングを規定するのは、あらかじめ設定された吸気時間(I-Time)である ● 自発呼吸がないときは、設定した回数で、設定された吸気圧(IPAP)まで*強制的に送気して換気させる *吸気から呼気へ切り替わるタイミングを規定するのは、自発呼吸があるときと同様、設定された吸気時間(I-Time)である

2 | PCVの利点・注意点・観察ポイント

- マスク装着時に高い圧力が加わることで、圧迫感を感じる患者もいる。この圧迫感は、付加機能(Ramp:ゆっくり加圧に慣らせる機能)で軽減できる場合もある。
- 開始時は、慣れるまでマスクを手で保持する。

4 VAPS(バップス)またはAVAPS(エーバップス) (オプションモード)

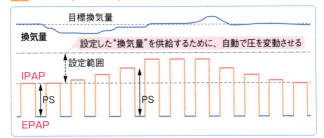

- 基本的にはS/T(自発呼吸の有無にかかわらず換気を補助する)と同様だが、設定した目標一回換気量が供給されるように圧を自動調整してくれるモード。
- モードとして搭載されている機種と、付加機能として搭載されている機種がある。

1 | VAPSの実際

設定	●一回換気量(V_T)、呼吸回数(Rate)、設定された吸気時間(I-Time)、吸気圧を上昇させる速度(Rise=ライズタイム)、呼気圧(EPAP)、最小IPAP圧(Min P)、最大IPAP圧(Max P)、酸素濃度(O_2)の8項目を設定
特徴	●S/Tで作動し、最大IPAPと最小IPAPの範囲内でIPAPを自動調整することで、設定した一回換気量が得られるようにしてある ●AVAPS-AE、iVAPS、Target Volumeなど、類似のモードが搭載されているものもある

2 | VAPSの利点・注意点・観察ポイント

- マスクからのリーク(漏れ)が多いと、吸気圧が下がり、必要な一回換気量が得られない可能性がある。
- ライズタイムの設定が、吸気時間の設定を超えてしまうと、必要な一回換気量が得られない可能性がある(一部の機種ではライズタイムを自動調整してくれる)。

2 モード設定の王道

1 設定手順
- 指示されたモードを選択し、画面上に現れる項目について設定値を入力していく。詳細は各モードの解説を参照のこと p.110〜114。
- BiPAPビジョンやV60ベンチレータなど、リーク補正機能(**Auto Track Sensitivity**)が搭載されている機種の場合は、トリガ感度の設定が不要である。

2 初期設定
- NPPV導入時にはS/TまたはCPAPが選択されることが多い。
- 急性呼吸不全患者ではS/Tでの開始が推奨されている。

■王道! 初期設定例(急性呼吸不全患者の場合)※

換気モード	S/T	トリガ	最大感度
呼気圧(EPAP)	4〜5cmH$_2$O	バックアップ呼吸数	15/分
吸気圧(IPAP)	8〜15cmH$_2$O(受容されれば20cmH$_2$Oまで上昇させることもある)	バックアップI:E	1:3

換気モード	CPAP	CPAP圧	5〜10cmH$_2$O

3 設定値のめやす
1｜圧力の設定範囲
- 圧力(IPAPとEPAP)の設定可能範囲は機種によって異なるが、過大な圧力は呑気・嘔吐などの原因になる。
  - EPAP:通常は5〜10cmH$_2$O程度が多い
  - IPAP:通常は8〜12cmH$_2$O程度が多い

  = プレッシャーサポート(IPAP-EPAP) 5〜15cmH$_2$Oに相当

〈文献〉
※日本呼吸器学会:NPPVガイドライン改訂第2版. 南江堂, 東京, 2015.

3 NPPVのグラフィック

1 グラフィックの基本

- NPPVのグラフィック画面は、**圧波形(P)**、**フロー波形(FlowまたはV̇)**、**ボリューム波形(VolまたはV)** の3つからなる。これは、どの機種でも、ほぼ共通である。
  - **圧波形(P)**：気道内圧を縦軸、時間を横軸にしたもの。人工呼吸器の気道内圧モニタと同様、吸気時に上昇・呼気時に下降する。
  - **フロー波形(FlowまたはV̇)**：流量を縦軸、時間を横軸にしたもの。人工呼吸器のフローモニタと同様、吸気時に上向き(プラス側)・呼気時に下向き(マイナス側)となる。
  - **ボリューム波形(VolまたはV)**：換気量を縦軸、時間を横軸にしたもの。人工呼吸器の換気量モニタと同様、吸気時に上昇・呼気時に下降する。
- NPPVのグラフィック画面でわかるのは「トリガ状況」などと、異常の有無である。

2 トリガ状況

- BiPAPビジョンの場合は「vマークの有無」、V60ベンチレータの場合は「吸気時の波形の色」でわかる。

■ トリガ状況の見方

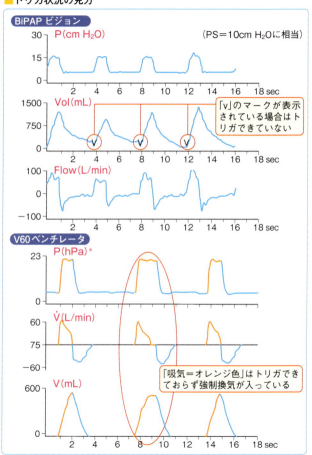

3 異常な波形の例

1 | 回路への水の貯留

- 圧波形とフロー波形が細かくぶれる。
  → 回路内の水が振動＝過剰な加湿

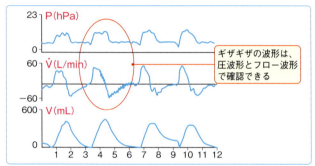

ギザギザの波形は、圧波形とフロー波形で確認できる

2 | 過剰なリーク

- フロー波形が大きくなり、ボリューム波形の形が崩れる。
  → 圧を維持しようとして吸気の換気量が増加＝過剰なリーク

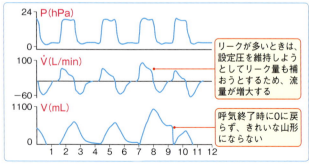

リークが多いときは、設定圧を維持しようとしてリーク量も補おうとするため、流量が増大する

呼気終了時に0に戻らず、きれいな山形にならない

3 | ファイティング

- 圧波形の形が崩れる。
    - →立ち上がりが2段階（オーバーシュート）＝ライズタイムが合っていない
    - →吸気の終わりに圧が上昇＝吸気時間が長すぎる

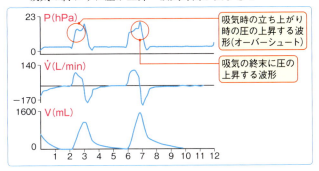

> **Point! NPPVの限界**
> - NPPVを開始しても、呼吸状態が改善しない場合や悪化する場合などは、NPPVの限界と考えられ、気管挿管人工呼吸へ移行する。
> ❶呼吸困難が増悪する
> ❷酸素化が改善しない
> ❸気道狭窄・閉塞で気道確保困難
> ❹ショックに陥る
> ❺その他、重篤な全身状態の悪化

PART 5　NPPVの管理とケア

3 NPPV管理のツボ

1 マスクフィッティング

- 最初の15分は、看護師がマスクを手で保持して患者の顔に当て、自発呼吸と同調できるように説明しながら導入。いきなりストラップを締めないことが、安心感につながる。
- NPPVのマスクには、**鼻マスク、フェイスマスク、トータルフェイスマスク**があるが、ここでは臨床で最もよく使われるフェイスマスクのフィッティングについて解説する。

1 フィッティング手順

❶マスクは「下顎→上部」の順に当て、左右対称になっているか、顔と並行になっているか確認しながら位置を調整したうえ

■ マスクフィッティング時のチェックポイント

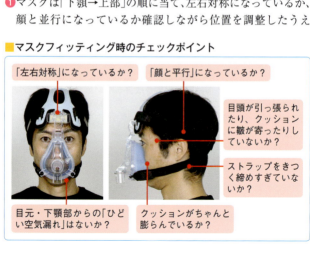

「左右対称」になっているか？

「顔と平行」になっているか？

目頭が引っ張られたり、クッションに皺が寄ったりしていないか？

ストラップをきつく締めすぎていないか？

目元・下顎部からの「ひどい空気漏れ」はないか？

クッションがちゃんと膨らんでいるか？

で、ストラップを締めていく。
❷ ストラップを締めるときは「ゆるめ→徐々に」締めるのがコツ。ストラップと顔の間に2横指ほど余裕をもたせ、クッションが膨らむ程度がめやす。
❸ 目元・口元からの空気漏れ（リーク）が多ければ、サポートアームで微調整する。多少の漏れは許容される。

2 マスクトラブルへの対処

- マスクトラブルの主な原因は、マスクの不適合と固定の不具合（きつい／ゆるい）である。適切なマスクを選択し、ストラップは、きつすぎずゆるすぎない固定とする。
- マスクのにおいが不快感の原因となることもあるため、洗浄と消毒などを欠かさない。
- リークは、チューブ挿入（胃管など）時や、皮膚のくぼみ・たるみなどが原因となることもある。必要時には、胃管の位置などの見直し、義歯の装着などを行う。
- 皮膚損傷に対しては、皮膚保護材などによる除圧を行う。

■ **皮膚損傷の好発部位**

フェイスマスク（口鼻マスク）

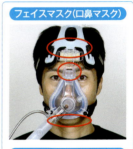

トータルフェイスマスク

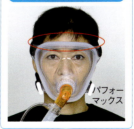

パフォーマックス

3 合併症への対処

1 乾燥
- 上気道の乾燥に対しては、加温加湿の調節、口腔ケアと保湿（咳嗽、保湿ジェルなど）、リーク量の調節、換気量・IPAP圧を下げるなどを行う。
- 眼球の乾燥に対しては、リーク部位の確認、マスクの位置変更、点眼などを行う。眼球方向へのリークをなくす。

2 腹部膨満感・嘔吐
- 腹部膨満感は、呑気（送気ガスが食道・胃に流入すること）が主な原因となる。嘔吐は、呑気による胃内容物の逆流が原因で起こる。
- 呑気は、リーク時に生じやすいため、換気量・IPAP圧を下げる、胃管挿入による排気、排便コントロールなどを行う。

3 不穏・恐怖感
- 全身状態（低酸素血症、アシドーシスなど）が原因で起こることもある。患者の訴えを聴くだけでなく、検査データ（血液ガスなど）の確認も必要である。

4 気胸
- 気胸は、特にCOPD患者に起こりやすい。呼吸困難・胸痛や呼吸音の観察を行ってすみやかな発見・対応を心がける。胸腔ドレナージ下でNPPVを実施することもある。
- 予防は、圧を上げすぎないことである。

4 実施中の観察ポイント

	観察項目
本体周辺	●呼吸器からの異常音・異臭　●ジャクソンリース回路など ●バクテリアフィルタの状態　●回路の接続（破損、ゆるみ、 ●コンセントの接続（非常電源）　外れ）
水回り	●ウォータートラップの水の排出　●回路内の水の除去 ●加湿器の水の補充
設定	●モード　●EPAP　●吸気時間　●加湿器温度 ●IPAP　●呼吸回数　●ライズタイム　●酸素濃度
アラーム設定	●気道内圧上限　●無呼吸（秒）　●呼吸回数上限 ●気道内圧下限　●分時換気量下限　●呼吸回数下限
患者数値	●IPAP　●バイタルサイン ●EPAP　●血液ガスデータ（安定または改善まで ●呼吸回数　必要に応じてチェック） ●一回換気量　●SpO_2（％） ●分時換気量　●経皮的CO_2モニタ（特に重症例に対し ●リーク量　て用いることもある）
回路	●回路の接続間違い　●ねじれ、ゆるみ、屈曲、破損
マスク	●マスクの加湿状況（マスク周囲の水滴 など） 　注：トータルフェイスマスクなどは流量 　　　不足の場合、異常に曇る ●安全弁の動き（作動時に上がり、停止 時に閉じる）　　　　　作動時／停止時
自覚症状 合併症　など	●修正ボルグスケール　●眼頭の開大 ●意識状態　●呼吸音 ●圧迫感　●喀痰喀出 ●マスク不快感　●胸部の動き ●皮膚の発赤・びらん（予防的、　●痰の性状 あるいは発赤の段階で除去・　●IN-OUTバランス 摩擦防止フィルムを検討）　●コミュニケーション ●眼の刺激症状・充血　●胃部膨満感 ●口渇　●排ガス ●浮腫　●睡眠状況 ●口・鼻の乾燥　●ADL

濱本実也：NPPV使用中の観察項目は？．道又元裕編，新人工呼吸ケアのすべてがわかる本．
照林社，東京，2014：98-99．より引用

5 アラーム対応マニュアル

- NPPVの場合、ある程度リークがあるのは正常であり、それを見越したうえでアラーム設定をしなければならない。なぜなら、NPPVのリークには、2種類があるためである。
  - インテンショナルリーク：呼気ポートから呼気を排出する必要なリーク
  - アンインテンショナルリーク：マスクと皮膚の間から空気が漏れる不必要なリーク（多少のリークは容認される）
- NPPVで防がなければならないのは、過大なアンインテンショナルリークである。

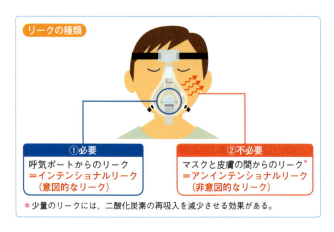

リークの種類

①必要
呼気ポートからのリーク
＝インテンショナルリーク
（意図的なリーク）

②不必要
マスクと皮膚の間からのリーク＊
＝アンインテンショナルリーク
（非意図的なリーク）

＊少量のリークには、二酸化炭素の再吸入を減少させる効果がある。

■アラーム対応のながれ

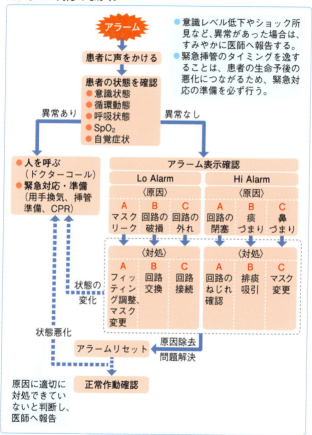

濱本実也：NPPVのアラームと対処方法は？．道又元裕編，新人工呼吸ケアのすべてがわかる本．照林社，東京，2014：96-97．より引用

資料 呼吸ケア頻出用語　これだけ知っておけば安心

1 これだけは知っておきたい用語

- **I：E比（吸気呼気時間比）**
  吸気時間と呼気時間の比。正常では、呼気の時間のほうが長く、I：E比はおよそ1：2。短い吸気時間に決まった量のガスを入れるには、吸気流量（スピード）を上げる必要があり、吸気流量（スピード）が上がると気道内圧の上昇につながる。

- **圧外傷（barotrauma、バロトラウマ）**
  人工呼吸による高い気道内圧によって肺の過膨張が起こり、その結果生じる肺の損傷。気胸などが代表的。

- **圧トリガ**
  患者の息のし始めを、回路の中に生じるわずかな陰圧（または圧下降）によって認識（検知）させるトリガのシステム（人工呼吸器が吸気を送り出す）。▶フロートリガ

- **アンビュー®バッグ（＝自動膨張式バッグ、蘇生バッグ、Ambu社による）** ▶バッグバルブマスク

- **一回換気量（V$_T$、TV：tidal volume）**
  一回の呼吸で吸う量。正常な場合、7～9mL/kg（約500mL）。分時換気量÷1分間の呼吸回数や、吸気時間×吸気流量で求められる。タイダルボリュームともいう。

- **ウィーニング（weaning）**
  人工呼吸器管理から離脱して自然呼吸になる過程のこと。抜管そのものを指すのではない。

- **EIP（end-inspiratory plateau または pause）**
  ▶吸気終末プラトー

- **ARDS（acute respiratory distress syndrome）**
  ▶急性呼吸窮迫症候群

- **オートピープ（auto-PEEP）**
  呼気相で呼気が完全に呼出されていない結果生じる、操作者が設

定するものではなく、意図しないPEEP。循環抑制や肺の過膨張などが問題となる。肺内に残っている圧で気道内圧計では読み取れない。

● **換気回数（f：frequency、RR：respiratory rate＝呼吸数）**
人工呼吸器で設定した1分間の換気回数（呼吸回数）。または、器械が計測した呼吸数。

● **気道抵抗（Raw：airway resistance、レジスタンス）**
気道内のガスの流れにくさを表す。1L/秒の気流が流れるために肺胞内と口腔内の圧力差がどれだけ必要かを計算して求められる。管が細いほど抵抗は大きい。

● **気道内圧（Paw：airway pressure）**
気道内にかかる圧のこと。気管チューブを介して行う人工呼吸では、気道内が陽圧となり、圧外傷をきたすおそれがあるため、気道内圧のモニタは重要。気道内圧を左右するものとして、吸気圧、一回換気量、吸気流量、気道抵抗、PEEP、コンプライアンス、吸気努力、咳嗽反射など、さまざまな要因がある。

● **吸気（I、insp. inspiratory）**
息を吸うこと。人工呼吸においては、ガスを送り込むこと。

● **吸気圧（inspiratory pressure）**
人工呼吸器によって換気されるとき、吸気時に気道内にかかる圧のこと。圧規定式の換気（PCVなど）では最高吸気圧が固定されているため、一回換気量に変化が生じる。

● **吸気終末プラトー（＝吸気終末休止期、吸気ポーズ、EIP）**
吸気が終了してもすぐに呼気を開始せず、そのままの高い気道内圧を保つこと。これにより、肺内の吸気ガス分布が改善し、酸素化・CO_2排出が改善する。実際の時間は0.1～0.5秒程度。

● **吸気相**
吸気が行われている時間。人工呼吸器では吸気弁が開いてから、吸気ガスが患者に供給されている間までの相。気道内圧はこの間、徐々に高まる。

1．これだけは知っておきたい用語

● 吸気流量（inspiratory flow、$\dot{V}$）
ガスを送り込むスピード。従量式の場合は吸気時間が一定であるから、吸気流量を変えることで一回換気量は影響を受けて変化する。$\dot{V}$ max は最大値（ピークフロー）のこと。

● 急性呼吸窮迫症候群（ARDS：acute respiratory distress syndrome）
敗血症や重症肺炎、胸部外傷などの重症患者に起こる、急性の重篤な呼吸不全。

● 吸入酸素濃度 F_IO_2（fraction of inspired O_2 concentration）
吸入するガスの酸素の濃度。空気の吸入なら $F_IO_2 = 0.21$（21％）。純酸素は $F_IO_2 = 1.0$（100％）。0.21～1.0 の値になる。 ▶P/F

● 呼気（E、exp. expiratory）
息を吐くこと。自然な呼吸も人工呼吸でも、肺の弾性によりガスが呼出される。

● 呼気相
息を吐いている時間帯。人工呼吸器では、呼気弁を開放して大気圧に開放したとき、肺の弾性により呼気が排出される相のこと。PEEP はこの相にかけられている圧を指す。

● 呼吸筋
横隔膜、肋間筋などの胸郭を動かすための筋肉の総称。

● 呼吸仕事量
呼吸をするときの、肺と胸郭を動かすために必要なエネルギー。

● 呼吸不全
空気呼吸下で $PaO_2 \leq 60mmHg$ またはこれに相当する呼吸状態のこと。このうち $PaCO_2 \leq 45mmHg$ のものを I 型、$PaCO_2 > 45mmHg$ のものを II 型呼吸不全という。

● コンプライアンス
肺や胸郭の伸びやすさ、柔らかさ、膨らみやすさを表す指標。「コンプライアンスが低い（小さい）」とは、硬い肺のこと。肺炎、ARDS

などの病的な状態では、一般的にコンプライアンスが低下する。

● CO_2 ナルコーシス
低換気によってCO_2が蓄積し、意識障害をきたす病態。高二酸化炭素(炭酸ガス)血症によって起こる。慢性肺疾患のある患者への酸素過剰投与などで認められることがある。

● 死腔(dead space、デッドスペース)
呼吸系において、ガス交換に寄与しない部分を指し、肺胞部分と気道部分の二つがある。健常人では、死腔の大部分が気道部分で、成人の場合一回換気量の約30%(150mL)を占める。肺気腫などでは肺胞部分の死腔が増え、換気においてガス交換できる部分が減る。死腔の大きさはCO_2排出効率に関連し、死腔が増えると$PaCO_2$が上昇する。

● 自発呼吸(spontaneous breathing)
人工呼吸や補助換気によらない、患者自身が行う呼吸。

● ジャクソンリース回路
用手換気の器具。ゴムやプラスチック製のバッグは、通常は萎んでおり、酸素を流さないと膨らまず、酸素と呼気の流入で膨らむ。バッグ加圧の圧力や呼気の戻り具合を感じることができる。バッグを押す圧力も自分の手で確認でき、熟練していれば微調整もできる。高濃度の酸素投与が可能。弁の開口度の調節が必要。酸素は10L/分以上流す必要がある(CO_2蓄積防止のため)。

● シャント(shunt、肺内シャント)
短絡のこと。呼吸系における肺内シャントとは、肺へ流れる静脈血が、肺胞でのガス交換を受けずに動脈に流れてしまうこと。原因として、解剖学的シャント(生理的ごくわずか)、無気肺、肺炎などがある。シャントが高度になると、低酸素血症となる。

● 人工呼吸器関連肺炎(VAP: ventilator associated pneumonia)
人工呼吸を開始して48時間以降に、特別な原因がないにもかかわらず発症する肺炎。ほとんどは、口腔内細菌の気管内への垂れ込みが原因と考えられている。

● トリガ(trigger)
「引き金」という意味。人工呼吸器が、患者の吸気(呼吸のし始め)を検知させるしくみのこと。検知すると、吸気が始まり、ガスが送気される。圧トリガとフロートリガがある。

● 肺線維症
肺胞の周囲に線維組織が増えて、硬く縮んでしまい、ガス交換ができなくなり呼吸困難に陥る病態。広範囲に線維化が起きた場合、血液中の酸素が慢性的に不足するため、低酸素状態となり、ひどくなると酸素吸入が必要になる。

● バッキング(bucking)
背を曲げるほど大きく咳込んだ状態のこと。気管チューブ、気管切開カニューレ自体の刺激や、人工呼吸器との呼吸のリズムが合わなくなることなどにより、患者の咳嗽反射を誘発してしまうことで起こる。このとき、気道内圧が高くなり危険である。 ▶ファイティング

● バックアップ換気
アラームで設定した無呼吸時間を経過しても自発呼吸がない場合、または、分時換気量が設定した分時換気量下限を下回ったときに、人工呼吸器が検知して作動する安全機構のこと。患者の命の安全を確保するためには重要。

● バッグバルブマスク(＝自動膨張式バッグ、蘇生バッグ)
自動膨張式バッグ。酸素の供給がなくてもこれを押すことで、空気を肺に送り込むことができる。Ambu社のアンビュー®バッグが代表的な商品名。リザーババッグを取り付けて酸素と接続しないと、高濃度酸素を送り込めない。

● P/F(ピーエフ比)
$PaO_2 \div FiO_2$ のこと。肺の酸素化能の指標の1つ。FiO_2 0.4でPaO_2 100mmHgのときは、**P/F** = 100 ÷ 0.4 = 250mmHgである。

● ファイティング(fighting)
患者の呼吸と、人工呼吸器の補助や強制換気とが合わないこと。人工呼吸器の設定の変更を考慮することが必要。チューブの位置

や、気道内の分泌物が原因となることもあり、原因を適切にアセスメントすることも重要となる。▶バッキング

● フロートリガ
患者の息のし始めを、回路内に流しているガス量と戻ってきたガス量との差で認識(検知)させるトリガのシステム。▶圧トリガ

● 分時換気量($\dot{V}_E$、MV：minute volume、minute ventilation)
1分間の換気量、すなわち、**一回換気量(mL)×換気回数(回/分)**のこと。人工呼吸器では、呼気の量を計測して表示している。

● 慢性閉塞性肺疾患(COPD：chronic obstructive pulmonary disease)
ほとんどは長期の喫煙を原因として気管支の炎症、肺胞の破壊などが起こり、末梢気道閉塞、肺気腫を伴う慢性の肺疾患。不可逆性である。

● 無気肺(atelectasis、アテレクターシス)
肺葉や肺区域内のガスの消失により、肺胞がつぶれたり、肺胞内に分泌物が貯留した状態のこと。痰を出せないときに起こりやすいが、人工呼吸中の合併症の1つとしても起こる。無気肺部分はシャントとなるため、低酸素血症の原因になったり、肺炎の原因につながってしまったりする。アテレクと略されることが多い。

● 用手換気
人工呼吸器の動作停止の際や、気管挿管前の酸素投与、吸引前後の酸素化、患者移送時などにおいて、用手的に換気を行うこと。用手(徒手)換気器具(装置)には、蘇生バッグ(バッグバルブマスク、アンビュー®バッグ)とジャクソンリース回路がある。

● リーク(leak)
回路における空気(ガス)漏れのこと。人工呼吸器では、呼吸回路の破損や接続不良、気管チューブのカフの破損、カフ圧不足で気管とチューブとの間に隙間ができて漏れる場合がある。NPPVでは、マスクと皮膚の間から漏れる(ある程度のリークは許容される)。換気量低下や気道内圧低下の原因となる。

資料 呼吸ケア頻出用語 これだけ知っておけば安心

2 換気モードでおさえておきたい用語

＊赤色の用語は、特に重要なモード名。

- **A/C**（アシストコントロール）　補助／調節換気または補助／強制換気
  assisted/control ventilation
  自発呼吸があれば、それを検知（トリガ）して自発呼吸を補助するために設定した換気を行い、なければ、設定された分の換気を強制換気するモード。ここで行われる1回分の強制換気は、あらかじめVCVまたはPCVとして設定したものと同一である。設定換気の回数以上の自発呼吸があればすべてに同期して強制換気を行う。なお、プレッシャーサポートは併用できない。この点がSIMVと異なる。PEEPは付加できる。

- **APRV**　気道圧開放換気
  airway pressure release ventilation
  CPAPにおいて、PEEPを定期的に開放（pressure release）する換気法で、これによる換気量の増加を目的としている。

- **オートフロー**（auto flow®、ドレーゲル社の商標）
  必要最低限の圧で、設定した換気量を保証するように吸気流量を自動的に調整する補助機能。
  肺の軟らかさと、一回換気量の設定に基づいて行われる（エビタ2デュラ、エビタXL、V600など）。他機種のPRVC、VS、VTPCなどと同等。

- **BIPAP**（バイパップ）　気道圧開放換気
  biphasic positive airway pressure
  高・低二つのCPAPの値を周期的にくり返す。APRVの類縁である。くり返しを早くすると、PCVと同じになる。なお、BIPAPと呼ぶのはエビタであり、サーボではBi-Vent（バイベント）と呼んでいる。

- **CMV** 調節換気または持続強制換気
  controlled mechanical ventilation または
  continuous mandatory ventilation
  設定時間ごとに強制換気が行われる様式。量規定式(**VCV**)も圧規定式(**PCV**)も含まれる。

- **CPAP** 持続気道陽圧（シーパップ）
  continuous positive airway pressure
  自発呼吸のモード。強制換気はないので、より生理的なモード。自発呼吸のすべての過程に対して常に一定の陽圧をかけた状態。PEEPは、それぞれのモード中の呼気終末にかけている陽圧そのものを指すが、CPAPはモードの一つでもある。

- **CPPV** 持続的陽圧換気
  continuous positive pressure ventilation
  IPPVにPEEPがかかったモード。今日、用語としてはほとんど使われない。▶ IPPV

- **DCV** デュアルコントロール換気
  dual control ventilation
  PCVの動作を元にするが、一回換気量を一定にしようとするモード。換気量をモニタし増減したとき、PCの値を変化させて換気量を一定にする方式。オートフロー、PRVCなどがこれに相当する。

- **IMV** 間欠的強制換気
  intermittent mandatory ventilation
  今日ではSIMVと同義として使われる。S(シンクロ＝同期)を省略している。

- **IPPV** 間欠的陽圧換気
  intermittent positive pressure ventilation
  CMVとほぼ同じ意味で使われる(エビタなど)。吸気時に加圧して行う人工呼吸で、呼気は肺の弾性によってガスの呼出が行われる。IPPVにPEEPがかかったモードを、CPPVという。

2. 換気モードでおさえておきたい用語

- **MMV　強制分時換気**
 mandatory minute ventilation
 患者の呼吸の分時換気量が一定値以下になった場合に、設定された強制換気回数や圧補助(PS)を増加させるモード。
- **PCV　圧規定式(定圧式、従圧式)調節換気** _{プレッシャーコントロール}
 pressure control ventilation
 あらかじめ送り込むガスの圧(吸気圧)を設定して、その分の圧だけ強制換気を行うモード。圧の上限を一定に保てるため、気道内圧の異常な上昇を防ぐことが可能。肺の固さや気道抵抗により、換気量は変化しうる。
- **PEEP　呼気終末陽圧** _{ピープ}
 positive end-expiratory pressure
 呼気の気道内圧がゼロとならないように一定の圧をかけること。すべてのモードに併用できる。肺胞の虚脱を防止することで、動脈血液の酸素化を改善する。
- **PSV　圧支持換気** _{プレッシャーサポートベンチレーション}
 pressure support ventilation
 自発呼吸をトリガ(検知)して吸気が開始され、設定した圧まで吸気圧を維持するモード。吸気時間、一回換気量、呼吸回数を決定するのは患者自身。患者と人工呼吸器の同調性がよい。
- **SIMV　同期式間欠的強制換気**
 synchronized intermittent mandatory ventilation
 自発呼吸をトリガ(検知)して、設定した換気回数分だけ自発呼吸と同調(シンクロ)して強制換気されるモード。このときの強制換気部分の設定は、量規定(VC)・圧規定(PC)のどちらかを選択する。各強制換気の間で自発呼吸があれば、吸いたい分だけ呼吸できる。無呼吸となっても、最低でもSIMV回数分だけ強制換気される。PEEP、PSVとの併用も可能。

- **SPONT**
  Spontaneous breathing
  自発呼吸のこと。人工呼吸器では強制換気のない自発呼吸主体の方式をさす。すなわち、CPAPとPSVは、SPONTを選んで、PEEPの値、PSVの値を設定するものもある。

- **time cycle（時間サイクル）式**
  吸気、呼気の切り替え方法による分類の1つ。VCVでの回数や吸気時間の設定は、この時間の設定である。例えばVCVでは、吸気時間と吸気流量とを設定し、吸気時間終了とともに、呼気に切り替わる。**一回換気量＝吸気時間×吸気流量**となる。なお、呼気時間は60÷換気回数−吸気時間となる。

- **VCV** ボリュームコントロール 量規定式（定量式、従量式）調節換気
  volume control ventilation
  あらかじめ送り込むガスの量（換気量）を設定して、その分だけ強制換気を行うモード。量が一定に保たれるため換気量は保証されるが、肺の固さや気道の抵抗により気道内圧は変化しうる。

- **volume cycle（量サイクル）式**
  吸気、呼気の切り替え方法による分類のなかの一つ。一回換気量を設定し、吸気量がその設定量に達すると呼気に切り換わる。

- **VSV 量支持換気**
  volume support ventilation
  基本的にはPSVと似て、自発呼吸をトリガして吸気が開始され、一定の圧を維持する。PSVは一回換気量が患者の状態により変化してしまうが、VSVは一回換気量を測定しながらサポート圧を自動的に変化させて、設定換気量を保証しようとする。

- **部分的換気補助**
  自発呼吸のある患者に使用するモードの意味。自発呼吸に対して人工呼吸器が何らかの補助を行い、換気量の増加や呼吸仕事量の軽減を図る。アシスト換気、SIMV、PSV、CPAPなどが含まれる。

さくいん

和文

あ

アウトレット	6,16
アシスト(補助)換気	38
圧外傷	126
圧規定式調節換気	23
圧支持換気	24
圧トリガ	49,126
圧波形	116
圧ラインチューブ	105,106
圧ラインポート	106
アラーム	49,65,124
アンインテンショナルリーク	124
アンビュー®バッグ	126

い〜お

Ⅰ型呼吸不全	111
一回換気量	28,35,40,48,69,70,126
医療ガス配管端末	6,16,107
インテンショナルリーク	124
ウィーニング	35,36,40,56,126
ウォータトラップ	13,106
エアインレットフィルタ	105
エクスハレーションバルブ	6
オートピープ	126
オートフロー	132
オーバーシュート	119
温度センサ	11,12

か

開放式吸引	88
回路の閉塞	13,67
加温加湿器	5,10,106
ガス制御部	5,6
ガス取り入れ口	5
片肺挿管	28,82
カフ圧計	83,95
カフ上部(声門下)吸引	61,90,101
換気回数	35,40,48,127
換気モード	20,22,45,48,110
換気量下限アラーム	35,49,69
換気量上限アラーム	70
換気量モニタ	51

き

気管吸引	77,89
気管切開	74,78
気管挿管	74,79
気管チューブ	78,82,84
気道狭窄	28,61
気道内圧	36,127
気道内圧下限アラーム	68
気道内圧上限アラーム	49,67
気道内圧測定チューブ	12
気道内圧モニタ(波形)	51
吸引	57,61,91,95
吸気アウトレット	105
吸気圧	48,127
吸気口	7,8
吸気呼気時間比	49,126
吸気終末プラトー	29,49,53,127
吸気相	127
吸気フィルタ	105
吸気弁	5,6

吸気流量	52,128
急性呼吸窮迫症候群	29,128
急性呼吸不全	115
急性心原性肺水腫	111
吸入酸素濃度	128
強制換気	23,53

く—こ

矩形波	52
グラフィック	50,116
口腔ケア	94
喉頭鏡	75,79
喉頭けいれん	60
喉頭展開	80
喉頭浮腫	60
高二酸化炭素血症	112
誤嚥	13,60,95
呼気口	7
呼気終末陽圧	41
呼気相	128
呼気排出口	5
呼気弁	6
呼気ポート	105,106
呼気ポートテスト	109
呼吸筋疲労	57,71
呼吸仕事量	128
呼吸数上限アラーム	71
呼吸努力	71
コンプライアンス	28,33,53,128

さ

最高気道内圧	29,38,43,48
再挿管	61
酸素化障害	40
酸素濃度	48
酸素ブレンダ	5,6

し

死腔	129
事故(自己)抜管	66,68,69,84,95
持続気道陽圧	25
持続強制換気	23
自発覚醒トライアル	56,100
自発呼吸トライアル	40,59
ジャクソンリース回路	61,81,129
シャント	129
重症気管支喘息	49
上気道狭窄	60
食道挿管	82
人工呼吸器関連肺炎	93,94,101,129
人工呼吸器離脱	56,100
人工鼻	13,15

す—そ

スタイレット	75,81
スニッフィング・ポジション	79
声門確認	80
舌根沈下	60
舌苔	96
漸減波	52
喘息	28,112
喘鳴	61
送気口	105
蘇生バッグ	61,81,126,130

た—と

大気取込口	105
チューブホルダ	87
調節換気	23
鎮静	97,98
鎮痛	97
低酸素血症	71,91
テストラング(肺)	17

同期式間欠的強制換気	24
トータルフェイスマスク	120
トリガ感度	34,37,49,67
呑気	115,122

に

II型呼吸不全	112

は－ひ

肺炎	41,93
肺水腫	40,41,93
肺線維症	28,130
バイトブロック	61,81,84
肺内シャント	129
肺胞虚脱	41
バクテリアフィルタ	5,7,14,105,106
抜管	60,100
パッキング	67,130
バックアップ換気	35,130
バッグバルブマスク	61,130
鼻マスク	120
ピークフロー	128
非常用電源	16,107
皮膚障害	84
皮膚損傷	121

ふ－ほ

ファイティング	28,35,39,67,112,119,130
フェイスマスク	120
不均等換気	29
部分的補助換気	135
プラトー圧	29,38,53
フレックスチューブ	14
フロートリガ	49,131
フロー波形	116
プロキシマルチューブ	105

分時換気量	28,69,70,131
閉鎖式吸引	88
ホースヒータコード（熱線）	10
ボリューム波形	116

ま－も

マスクトラブル	121
マスクフィッティング	120
慢性閉塞性肺疾患	131
無気肺	91,131
無呼吸	35,66
無呼吸アラーム	49,66
モード設定	44,115

ら－り

ライズタイム	112,114
リーク	17,33,54,68,69,114,118,121,131
リークテスト	17
リークバルブ	105
リーク補正機能	115
流量（フロー）モニタ	51
量規定式調節換気	23

欧　文

A－B

A/C	25,38,46,132
APRV	132
ARDS	29,56,126
atelectasis	131
Auto Track Sensitivity	115
AVAPS	114
BIPAP	132
BURP法	80

C

- C-Flex ······ 111
- CMV ······ 23,44,99,133
- CO_2 ナルコーシス ······ 129
- COPD ······ 112,131
- CPAP ······ 25,35,40,44,66,111,115,133
- CPAP + PS ······ 40
- CPPV ······ 133

D–F

- DCV ······ 133
- EIP ······ 29,49,53,126,127
- EPAP ······ 112,115
- f ······ 35,40,48,127
- FiO_2 ······ 44,48,58,128

I

- I : E比 ······ 49,126
- IMV ······ 133
- IPAP ······ 115
- IPPV ······ 133

M–N

- MMV ······ 134
- MV ······ 28,33,69,70,131
- NPPV ······ 35,104

P

- Paw ······ 127
- P/F比 ······ 130
- PC-A/C ······ 39
- PCV ······ 23,30,44,52,69,70,113,134
- PC圧 ······ 32
- PEEP ······ 41,44,49,52,58,134
- PIP ······ 29,43,48
- PROXIMAL LINE ······ 12
- PROXIMAL PRESS LINE ······ 12
- PS ······ 44
- PS圧 ······ 35
- PSV ······ 24,34,44,52,59,66,69,70,98,134
- PSV + PEEP ······ 35

R–T

- Ramp ······ 113
- RASS ······ 98,100
- S/T ······ 112,115
- SAT ······ 56,60,100
- SBT ······ 59,60
- SIMV ······ 24,36,44,46,59,99,134
- SIMV + PEEP ······ 59
- SIMV + PS ······ 37,59
- SPONT ······ 135
- time cycle ······ 135
- TV ······ 28,33,35,40,48,69,70,126

V

- VAP ······ 93,94,101,129
- VAPバンドル ······ 101
- VAPS ······ 114
- VC-A/C ······ 39
- VCV ······ 23,26,44,52,67,68,135
- volume cycle ······ 135
- VSV ······ 135

Y

- Yピース ······ 12

ポイントすっきり
人工呼吸ケア

2016年9月25日	第1版第1刷発行	編　集	磨田　裕（うすだ　ゆたか）
2024年7月24日	第1版第7刷発行	発行者	有賀　洋文
		発行所	株式会社　照林社

〒112-0002
東京都文京区小石川2丁目3-23
電話　03-3815-4921（編集）
　　　03-5689-7377（営業）
https://www.shorinsha.co.jp/
印刷所　大日本印刷株式会社

- 本書に掲載された著作物（記事・写真・イラスト等）の翻訳・複写・転載・データベースへの取り込み、および送信に関する許諾権は、照林社が保有します。
- 本書の無断複写は、著作権法上の例外を除き禁じられています。本書を複写される場合は、事前に許諾を受けてください。また、本書をスキャンしてPDF化するなどの電子化は、私的使用に限り著作権法上認められていますが、代行業者等の第三者による電子データ化および書籍化は、いかなる場合も認められていません。
- 万一、落丁・乱丁などの不良品がございましたら、「制作部」あてにお送りください。送料小社負担にて良品とお取り替えいたします（制作部 ☎0120-87-1174）。

検印省略（定価はカバーに表示してあります）
ISBN978-4-7965-2389-9
©Yutaka Usuda/2016/Printed in Japan